診療放射線技師を目指す学生のための

医用X線CT工学

佐々木　博
小池　貴久　共著
勝俣 健一郎

コロナ社

は じ め に

　平成16年度から，国際医療福祉大学では医用X線CT工学が半期15コマの講義として開始されることになった。講義内容の検討を進めたところ，初めて学ぶ学生にとって必要な基礎的なことからわかりやすく解説され，かつ，所定の時間の講義に対応する適切にまとまった教科書あるいは参考書が見当たらなかった。学生にとっては，やはり適切な教科書があることが勉強しやすいであろうと考え，独自に教科書を作成して使用してきた。

　年々改訂を行いCTの開発の進歩にも対応できるようにしてきたが，今般国際医療福祉大学以外の学生にも利用していただきたいと考え，いままでのものをベースに全面的にアップデートを行い，コロナ社から出版していただくことにした。

　タイトルに「診療放射線技師を目指す学生のための」としたのは本書の対象を明確にするためである。内容は，将来，診療放射線技師として医療現場でCT装置を扱う場合に必要となる基礎的なことを理解できるよう配慮した。同時に診療放射線技師国家試験にも対応できるよう，できるだけの配慮を行った。

　知らないことを学ぶ場合は，当然「おぼえる」ということが必要になるが，単に暗記して頭に詰め込むのではなく，できるだけ「なぜそうなるのか」ということを考え，論理的に「理解する」ことが重要になる。単なる暗記にはそれ以上の発展性は閉ざされるが，論理的な理解にはそれをベースにした応用性，発展性が期待できる。学生には「理解する」という姿勢で講義を聴き，また，本書を活用し自分の将来のための力を培ってほしい。

　2015年1月

佐々木　博
小池　貴久
勝俣　健一郎

目　　　次

1. X線CTとその歴史
……………………………………………………………………………… 1

2. X線CTの基本原理
……………………………………………………………………………… 3

3. 投影データとそのセット
……………………………………………………………………………… 5
演習問題 ……………………………………………………………………… 7

4. X線を用いた投影データの取得と物理的意味
……………………………………………………………………………… 8
演習問題 ……………………………………………………………………… 10

5. 投影データからの断層像の再構成
5.1　単純逆投影法 ………………………………………………………………… 12
5.2　コンボリューション補正逆投影法 ………………………………………… 15
　　　5.2.1　コンボリューション補正の方法　15　　　5.2.2　フィルタ補正逆投影法　19
5.3　X線CT装置におけるデータ収集と再構成 ………………………………… 20
　　演習問題 ……………………………………………………………………… 22

6. 断層像の表示方法
6.1　グレースケール表示 ………………………………………………………… 23
6.2　CT値 …………………………………………………………………………… 24
6.3　ウィンドウ処理 ……………………………………………………………… 26
6.4　ピクセル ……………………………………………………………………… 27
　　演習問題 ……………………………………………………………………… 28

7. X線CT装置の構成要素

7.1 構成要素の概要 …………………………………………………………………… 30
7.2 X線管とX線光学系 ………………………………………………………………… 33
7.3 高電圧発生装置 ……………………………………………………………………… 35
7.4 X線検出器 …………………………………………………………………………… 36
7.5 データ収集部 ………………………………………………………………………… 39
7.6 コンソール（コンピュータシステム）…………………………………………… 40
7.7 画像表示装置 ………………………………………………………………………… 40
7.8 寝　　　　台 ………………………………………………………………………… 41
7.9 投　光　器 …………………………………………………………………………… 42
7.10 その他の構成要素・機能 …………………………………………………………… 42
　　7.10.1 ガントリ　42　　　　　　　　7.10.4 レーザーイメージャ　43
　　7.10.2 チルト機構　42　　　　　　　7.10.5 位置決めスキャン　43
　　7.10.3 リファレンス検出器　42
　　演 習 問 題 …………………………………………………………………………… 43

8. ヘリカルスキャン

8.1 ヘリカルスキャン …………………………………………………………………… 45
8.2 ヘリカル補間再構成 ………………………………………………………………… 46
8.3 ヘリカルピッチと実効スライス厚 ………………………………………………… 47
8.4 ヘリカルスキャンの特長：高速性，連続性 ……………………………………… 48
　　演 習 問 題 …………………………………………………………………………… 49

9. マルチスライスCT

9.1 スライス厚 …………………………………………………………………………… 51
9.2 コーンビーム再構成法 ……………………………………………………………… 52
9.3 マルチスライスCTの特長 ………………………………………………………… 53
9.4 マルチスライスCTの発展 ………………………………………………………… 54
　　演 習 問 題 …………………………………………………………………………… 56

10. 3次元画像処理

10.1 3次元画像処理 ……………………………………………………………………… 57
10.2 多断面再構成（MPR）……………………………………………………………… 58

10.3　サーフェスレンダリング（SR） ……………………………………………… 59
10.4　ボリュームレンダリング（VR） ……………………………………………… 60
10.5　最大値投影，ミニップ，レイサム …………………………………………… 61
10.6　仮想内視鏡（VE：virtual endoscopy） ……………………………………… 61
　　　演 習 問 題 ……………………………………………………………………… 62

11. 画質パラメータ

11.1　空間分解能と高コントラスト分解能 ………………………………………… 63
　　　11.1.1　空間分解能の支配要因　63　　　11.1.2　高コントラスト分解能　66
11.2　ス ラ イ ス 厚 …………………………………………………………………… 68
11.3　濃度分解能と低コントラスト分解能 ………………………………………… 70
11.4　X線CTにおける雑音と標準偏差 …………………………………………… 71
　　　11.4.1　X線CTにおける雑音　71　　　11.4.2　雑音と標準偏差　72
11.5　時 間 分 解 能 …………………………………………………………………… 73
　　　演 習 問 題 ……………………………………………………………………… 74

12. アーチファクトとその原因

12.1　体動によるアーチファクト …………………………………………………… 76
12.2　ビームハードニングによるアーチファクト ………………………………… 77
　　　12.2.1　ビームハードニング　77　　　12.2.3　ビームハードニングによるアー
　　　12.2.2　ビームハードニングによる実効　　　　　　　チファクト　78
　　　　　　　エネルギーの変化　78
12.3　パーシャルボリュームによるアーチファクト ……………………………… 81
12.4　メタルアーチファクト ………………………………………………………… 82
12.5　雑音によるストリークアーチファクト ……………………………………… 83
12.6　リングアーチファクト ………………………………………………………… 83
12.7　風車アーチファクト …………………………………………………………… 84
12.8　ステアステップ（階段状）アーチファクト ………………………………… 85
　　　演 習 問 題 ……………………………………………………………………… 85

13. 装置のメンテナンス

13.1　X線CT装置の性能評価の段階と性能評価項目 …………………………… 87
13.2　キャリブレーションスキャン ………………………………………………… 89
13.3　日常保守と故障時の対応 ……………………………………………………… 90

13.4 装置管理の意義と診療放射線技師の役割 …………………………………… 91
　演 習 問 題 …………………………………………………………………………… 92

14. X線CTの線量評価

14.1 線量と画質の関係 ………………………………………………………………… 93
14.2 線量に関係するスキャンパラメータ …………………………………………… 93
14.3 X線CTにおける線量評価の方法 ……………………………………………… 95
　　　14.3.1 単一スキャンの線量評価　95　　14.3.2 多重スキャンの線量評価　97
14.4 被 ば く 低 減 ……………………………………………………………… 100
　演 習 問 題 ………………………………………………………………………… 101

15. 臨床アプリケーション

15.1 リアルタイム技術の応用 ……………………………………………………… 103
　　　15.1.1 動態診断　103　　　　　　　　15.1.3 CT透視　104
　　　15.1.2 リアルタイム表示　103　　　　15.1.4 ボーラストラッキング　104
15.2 高速3次元画像処理の応用 …………………………………………………… 105
　　　15.2.1 CT冠動脈撮影（CTCA：CT　　15.2.3 パフュージョンCT（perfusion
　　　　　　 coronary angiography）　105　　　　　 CT）　105
　　　15.2.2 CTコロノグラフィ（CTC：CT
　　　　　　 colonography）　105
15.3 その他のアプリケーション …………………………………………………… 106
　演 習 問 題 ………………………………………………………………………… 106

16. X線CTと比べた他の断層撮影装置の特徴

16.1 XR（一般断層撮影：x-ray tomography） …………………………………… 107
16.2 トモシンセシス ………………………………………………………………… 108
16.3 MRI ……………………………………………………………………………… 109
16.4 US ………………………………………………………………………………… 110
16.5 SPECT/PET …………………………………………………………………… 111
　演 習 問 題 ………………………………………………………………………… 112

引用・参考文献 ……………………………………………………………………… 113

索　　　引 …………………………………………………………………………… 114

1. X線CTとその歴史

X線CTは，**図1.1**のような概観をした医療用画像診断装置で，中央に被検者が入っていく穴が開いた**ガントリ部**と呼ばれる部分と，被検者を載せて移動する**寝台**と，画像を再構成するコンピュータと画像を表示する表示装置を含む**コンソール部**からなっている。ガントリにはX線管とX線管用の高電圧発生装置，X線検出器とデータ収集部などがあり，それらが高速で回転する機構上に配置されている。

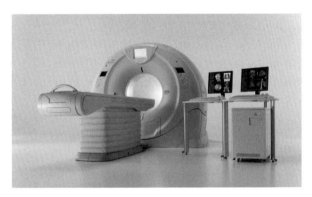

図1.1 X線CT装置の概観（データ提供：東芝メディカルシステムズ株式会社）

X線CTによる腹部断層像の例を**図1.2**に示す。X線CTでは，被写体に多数の方向からX線を照射して被写体を通過してきたX線の強さを検出器で検出し，その信号をもとにして被写体の断層像を計算して求め，モニタ上に表示する。断層像を得るのにコンピュータを用いた計算を行うが，コンピュータにより計算して得られる断層像を英語でcomputed tomographyということからその頭文字をとって，これをX線CTという。X線CTによると，この図の例に示されるように，体内の様子が鮮明に描写されるため，医用診断に極めて強力な武器となる。X線CTは，現在では医用診断になくてはならない装置の一つになっている。

同様な方法を用いるとX線だけではなく，注入した放射性同位元素が体内に分布して放射するγ線を用いても同様に断層像を得ることができ，**SPECT**（single photon emission CT）や，**PET**（positron emission CT）と呼ばれ医用画像診断に用いられている。また，一

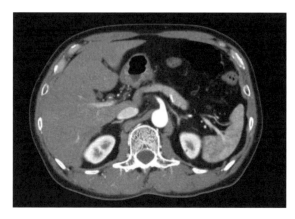

図1.2 X線CTによる腹部断層像の例

般的ではないが，赤外線領域の光を用いたCTなど，放射線を用いないCTもある。

CTの理論的な基礎は，「未知の関数は，すべての方向からの投影データがあれば，その関数を正しく求められる」という原理にあり，1917年にオーストラリアの数学者J. Radonによって示されたため**Radonの定理**ともいわれる。しかし，それが実際に有用なものになるまでには長い時間を必要とした。英国EMI社の**G. Hounsfield**は，1967年ごろから放射線を用いて物体の断層像を再構成する研究に着手していた。初めてのX線CT画像は，1972年英国放射線学会にG. Hounsfieldと**J. Ambrose**によって報告され，続いて1973年の北米放射線学会（RSNA）でも報告された。

最初に商品化されたのは1973年で，英国EMI社からの頭部用装置であった。その後，多くのメーカー・研究者がX線CTの開発に参入し，全身用CTの装置の開発，性能の大幅な改善がつぎつぎと行われ，X線CTは急激に普及することとなった。日本では，1975年に最初のX線CTが東京女子医科大学に設置されている。開発は，X線管が連続回転する連続回転型CT，被検者を載せた寝台を動かしながら連続してスキャンを行うヘリカルスキャンCT，多数列の検出器を配置したマルチスライスCTなど，CTの開発はとどまることなく進んでいる。X線CTは世界中に広く普及し，現在，国内では1万台以上が稼働しており，診断に欠かせない装置として広く用いられている。

なお，Hounsfieldよりも早くCTを着想し，基礎的な論文を発表していた英国タフト大学の**A. Cormack**とX線CTを現実のものとしたHounsfieldはその功績が評価され，ともに1979年にノーベル生理学・医学賞を受賞している。

2. X線CTの基本原理

　X線CTでは，**図2.1**に示すように，X線管とX線検出器の間に被写体を置いてX線の**投影データ**[†]を取り，これを多方向から行うことで多数のデータを取得する。このデータから被写体内部のX線の吸収の大きさの分布を計算する。被写体内部では，その組織によってX線の吸収の大きさが異なるので，内部の構造が断層像として現れることになる。

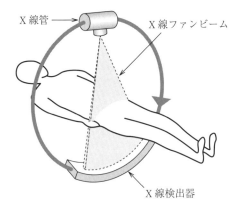

図2.1　X線CTの基本構造

　最も単純な例を考えてみる。**図2.2**(a)のように，円形の被写体の中にX線の減衰の大きな丸いものがあり，周りはX線を減衰しないという場合を考えてみる。このとき，ある一つの方向（図(a)の①）からの投影データは図のP_1になる。投影データにはX線吸収の大きな丸い物体の影が現れている。X線源の位置を変えて同じことを繰り返すと，P_2，P_3，…のような多数の投影データが得られる。この投影データから断層像を計算する方法にもいろいろある。最も直感的かつ単純な方法は，この投影データを，単純におのおのの方向から重ね合わせることである。その様子を原理的に示したのが図(b)である。

　図(b)ではP_1，P_2，P_3，…をデータ収集の方向とは逆の向きに投影する。これを**逆投影**という。被写体の丸い部分では各方向から逆投影されたデータが重なり合い，他の部分ではデータの重なりが少ないので，丸い分が浮かび上がってくることになる。

　[†]　投影データについては3章，4章で詳述する。

4　　2. X線CTの基本原理

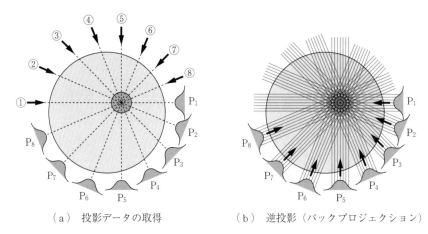

（a）投影データの取得　　　　　（b）逆投影（バックプロジェクション）

図 2.2　投影データの取得と逆投影の原理図

　この方法は，投影されたデータを逆方向に投影してやることになるので**逆投影法**あるいは**バックプロジェクション（back projection）法**という。

3. 投影データとそのセット

図3.1（a）に示すように，ある物理量の空間的な分布があるとする。x座標から角度θの方向だけ傾いた方向からの投影を考えるため，θだけ傾いた直交座標系(t, s)をとる。t座標上のt_iを通り，これに直交するsに沿った線上での$f(x, y)$の分布$f(t_i, s)$は図（b）のようになる。角度θで位置t_iの**投影データ**とはこの分布$f(t_i, s)$の面積である。

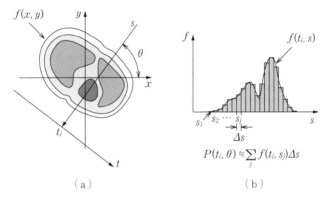

（a） （b）

図3.1 投影データの原理図

sを微小区間Δsで分割してs上の位置をs_1，s_2，s_3，…，s_j，…と表すものとする。こうすると$f(t_i, s)$の面積$P(t_i, \theta)$はつぎのようになる。

$$P(t_i, \theta) \fallingdotseq \sum_j f(t_i, s_j) \Delta s \tag{3.1}$$

Δsを小さくしていった極限では，式（3.1）はつぎのようになる。

$$P(t_i, \theta) = \lim_{\Delta s \to 0} \sum_j f(t_i, s_j) \Delta s = \int f(t_i, s_j) \, ds \tag{3.2}$$

つまり，角度θの方向の位置t_iの投影データはt_i上の$f(t_i, s)$の線積分で求められるということになる。t_iの位置を変えればその位置での角度θ方向の投影データが求まる。これを繰り返せば，t座標上の任意の位置での投影データが求まる。図3.2は，このようにして求めた角度θ方向の投影データを示している。

このようにして，角度θ方向の投影データ$P(t, \theta)$が求められる。θを変えて同じことを繰り返せば，図3.3に示すように，異なるθに対する多数の投影データを得ることができ

6   3. 投影データとそのセット

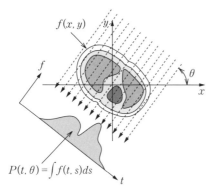
図3.2 ある方向（角度 θ）の投影データ

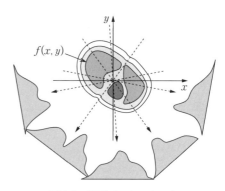
図3.3 投影データのセット

る。

1断面の画像を得るためには全方向からの投影データが必要であるが，必ずしも360°の投影データを必要としない。反対側からの投影データはすでに得られているから，基本的には180°の投影データがあればよいことになる（実際には180°＋ファン角度分のデータが必要）。

このように，360°以下のデータで再構成するやり方を**ハーフスキャン**といい，撮像時間を短縮したい場合に多く用いられる。

▶▶▶応用・発展

サイノグラム：X線CTでスキャンして収集されたデータを検出器のチャネル方向とプロジェクション方向に2次元的に配置し濃淡で表示したものをサイノグラムという。データセットをつぎつぎとプロジェクション順に並べたものということになる。通常はX方向（横方向）がチャネル方向，Y方向（縦方向）がプロジェクション方向になっており，プロジェクション方向は検出器各チャネルの収集データの回転による変化を示していることになる。各チャネルの収集データの回転依存性が容易に判断できるため，装置の異常などの原因を判断するのに有用

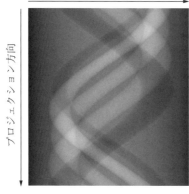
（a）サイノグラム

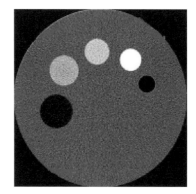
（b）断層像

図3.4 サイノグラムと断層像

である。**図 3.4** にファントムのサイノグラムとそのデータを用いて再構成した CT 用ファントム断層像を示す。

演 習 問 題

(3.1) 投影データに関するつぎの文で正しいのはどれか。
1. ある方向からの線上の物理量の最大値が投影データである。
2. ある方向からの線上の物理量の平均値が投影データである。
3. ある方向からの線上の物理量の最小値が投影データである。
4. ある方向からの線上の物理量の微分値が投影データである。
5. ある方向からの線上の物理量の積分値が投影データである。

(3.2) **問図 3.1** のようなある物理量の分布があった場合，X 方向および Y 方向の投影データのセットを求めなさい。

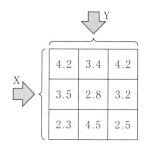

問図 3.1

(3.3) ラドンの定理「未知の関数は，すべての方向からの投影データがあれば，その関数を正しく求められる。」を X 線 CT に適用したとき，「未知の関数」，「投影データ」とは何を指すか。

4. X線を用いた投影データの取得と物理的意味

X線による投影データ取得を考えるために,被写体をX線が横切る場合のX線の減衰をまず考えてみる。図4.1に示すように,ある方向 s に沿って被写体の**線減弱係数**†の分布が $\mu(s)$ であるとする。被写体を微小区間 Δs ごとに分割して考える。$j-1$ 番目のX線の強さを I_{j-1} とすると,j 番目の微小区間を通過した後のX線の強さ I_j はつぎのように表せる。

$$I_j \fallingdotseq I_{j-1} e^{-\mu(j)\Delta s} \tag{4.1}$$

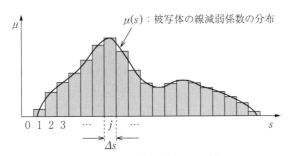

j 番目の微小区間 Δs でのX線の減衰:$e^{-\mu(j)\Delta s}$
被写体を通過したX線の減衰:$\prod_j e^{-\mu(j)\Delta s}$

図 4.1 ある方向での線減弱係数の分布と X 線の減衰

被写体を通過したX線の減衰は,このような各 Δs 区間の減衰をすべて掛け合わせることによって得られるので,被写体の入る前のX線の強さを I_0 とすると,被写体全体を通過した後のX線の強さはつぎのように表される。

$$I \fallingdotseq I_0 \prod_j e^{-\mu(j)\Delta s} \tag{4.2}$$

式 (4.2) を I_0 で割って対数変換すると

---

† 線減弱係数 (linear attenuation coefficient):X線は指数関数的に減衰するので,$x=0$ でのX線の強さを I_0,そこから距離 x だけ伝搬したときのX線の強さを I_x とすると,
  $$I_x = I_0 e^{-\mu x}$$
と表せる。このとき μ を線減弱係数という。X線の減衰はX線と伝搬物質との相互作用による。医用X線のエネルギー領域では相互作用として,光電効果,コンプトン効果,電子対生成を考えればよい。人体の軟部組織である脂肪,筋肉,体液では,30 keV 以下では光電効果が,それ以上ではコンプトン効果が主になる。骨ではおよそ 40 keV までは光電効果が主である。光電効果による単位質量当りのX線の減衰は原子番号の3乗に比例するので,光電効果がおもな 30 keV 以下での軟部組織間の線減弱係数の違いは各組織の実効原子番号の違いから説明できる。

$$\ln\left(\frac{I}{I_0}\right) \fallingdotseq -\sum \mu(j)\Delta s \tag{4.3}$$

となる。ここで，Δs を無限に小さくすると式 (4.3) はつぎのようになる。

$$\ln\left(\frac{I}{I_0}\right) = -\int \mu(s)\,ds \tag{4.4}$$

式 (4.4) を変形して

$$\int \mu(s)\,ds = -\ln\left(\frac{I}{I_0}\right) = \ln\left(\frac{I_0}{I}\right) \tag{4.5}$$

つまり，被写体を通過した X 線の強さを被写体に入射した X 線の強さで規格化した値の対数値を求め，その符号を反転すると，被写体の X 線の線減弱係数を積分した値になる，言い換えれば，線減弱係数の投影値になるということがわかる。したがって，**図 4.2** に示すように，ある方向から X 線を照射し，被写体を透過してきた X 線の強さを直線状に配置した X 線検出器群で検出し，それを入射 X 線の強さで規格化して対数変換を行えば，図中に示すように，その方向での投影データが得られることになる。方向を変えて同じことを繰り返せば，異なる方向からの投影データをつぎつぎと求めることができ，それらのデータが被写体の断層像を再構成するためのデータのセットとなる。

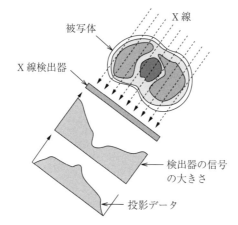

図 4.2　X 線による被写体の投影データ取得の原理図

単純な例として，円形の一様な X 線減弱係数を有する物体の例を見てみよう。**図 4.3**（a）は，線減弱係数 0.019/mm で直径 50 mm の円形被写体を透過した X 線の強度分布を入射 X 線強度で規格化したものを示している。X 線は円形部分を通過する長さ L に対して $e^{-\mu L}$ で減衰している。図（b）は図（a）の透過 X 線強度の自然対数を取り符号を反転したもの，すなわち $-\ln(e^{-\mu L}) = \mu L$ である。これは線減弱係数の積分値になっており，これが投影データである。

以上からわかるように，まず X 線を用いた投影データとは，その物理量として被写体の

10   4. X線を用いた投影データの取得と物理的意味

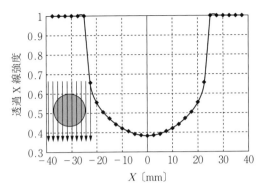

（a） 透過X線強度分布

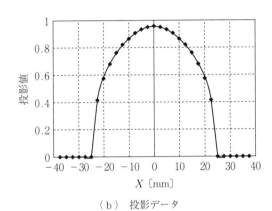

（b） 投影データ

図 4.3　円形被写体の透過X線強度分布と投影データ

線減弱係数を反映したものであるということである。また，投影データとはある物理量の線積分値なので，検出されたX線信号の強さそのものが投影データになるのではなく，それを対数変換し正負の符号を反転して初めて投影データになるということである。

X線CTでは，X線管（X線源）と，被写体を挟んでこれに対向して円弧状に配置されたX線検出器を被写体の周りに回転させながら，方向の異なる多数の投影データを取得し，そのデータから被写体内の線減弱係数分布に対応した断層像を計算して求め，モニタに表示している。

演 習 問 題

(4.1) つぎの文で正しいのはどれか。
1. 被写体を通過したX線の強さが投影データである。
2. 被写体を通過したX線の強さは被写体の線減弱係数に比例する。
3. 被写体を通過したX線の強さの入射したX線の強さに対する比の対数が投影データである。

4. 被写体を通過する X 線は被写体の各部の線減弱係数に比例して減衰する。

  5. 被写体を通過する X 線は被写体の各部の線減弱係数に対して指数関数的に減衰する。

(**4.2**) 線減弱係数が 0.025/mm のある組織を X 線が 10 cm 通過する場合についてつぎの問に答えよ。

  1. 入射した X 線の強さを I_0 としたとき,通過した X 線の強さはいくらか。

  2. このときの X 線の投影データの値はいくらか。

(**4.3**) **問図 4.1** に示すような線減弱係数の分布を持つ被写体があるとする。線減弱係数の単位は /mm,ます目は 5.0 cm×5.0 cm としてつぎの問に答えよ。

  1. 図中の矢印①の方向から入射した X 線が被写体の最下列を通過すると,その強さは入射した X 線の強さを I_0 としたときいくらになるか。

  2. 矢印②の方向からの被写体の中央列の X 線投影データの値はいくらか。

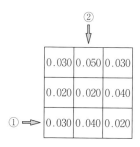

問図 4.1

5. 投影データからの断層像の再構成

　再構成とは，ある物理量の投影データを用いてその物理量の分布を計算して求めることをいう。X線CTの投影データの物理量はX線の**線減弱係数**である。投影データとは，検出器で検出された信号の強さと入射X線の強さの比を対数変換し符号を反転したものであることは前章で説明した。再構成のやり方にはいくつかの方法があるが，ここではまず，最も単純な「**単純逆投影法**」と実際にX線CTで用いられている「**フィルタ補正逆投影法**」の基本となる「**コンボリューション補正逆投影法**」について解説する。

5.1 単純逆投影法

　図5.1（a）のように，3×3の九つの領域に分けられた被写体の各領域の物理量の値が図中に示すような値であるとする。この被写体の投影データを直交する x，y 座標の方向とこれと45°の方向の四つの方向でとると，そのデータは，x 方向で (1, 6, 1)，y 方向で (1, 6, 1)，45°方向で (0, 2, 4, 2, 0)，−45°方向で (0, 2, 4, 2, 0) となる。単純逆投影法では得られた投影データを投影方向に戻し，それらを単純に加算して各領域の値を推定する。図に示すように，各領域を (1, 1)，(1, 2)，…と表すことにすると，各領域の値 $a_{i,j}$ はこの領域を通過する投影データを加算してつぎのように求める。

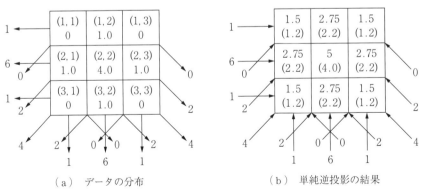

（a）　データの分布　　　　　　（b）　単純逆投影の結果

図5.1 単純逆投影法の単純なモデル例

$$a_{1,1} = \frac{1+0+1+4}{4} = 1.5$$
$$a_{1,2} = \frac{1+2+6+2}{4} = 2.75$$
$$\vdots$$
$$a_{2,2} \frac{6+4+6+4}{4} = 5.0$$
$$\vdots$$

図5.1（b）には，このようにして計算した各領域の値が示されている。図中には最大値を被写体の最大値4に合わせた値も（ ）の中に示している。図5.1を立体的に表示したのが**図5.2**である。図5.2（a）と（b）を比較すると，被写体での値が大きい領域では図（b）の計算結果も大きくなり，被写体での値が小さいところでは図（b）の計算結果も小さくなっている。その意味で図（b）は被写体をある程度は表現できているといえる。しかし，被写体では0のところが再構成結果では1以上になっているなど，全体的な形はかなり違っており，十分に正確であるとはいえない。

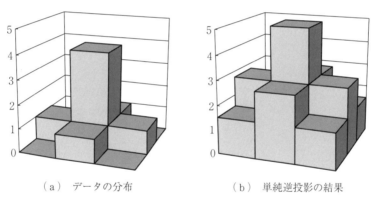

（a） データの分布　　　　（b） 単純逆投影の結果

図5.2 単純逆投影法の単純なモデル（図5.1の立体的な表現）

図5.1のケースは単純すぎるので，別な例を見てみよう。**図5.3**がそれで，図（a）に示すように，円形の部分のみ値を有し，その周りの値は0の被写体を11.25°おきに16方向から投影データを取った場合について，単純逆投影法を適用した結果が図（b）に示されている。

図（b）を見ると確かに円形部分は再現されている。しかし，図（a）と比較すると元データはシャープな円柱状であるのに対して，図（b）の再構成された値は円柱の辺縁がなだらかになりボケてしまっている。

このように，単純逆投影法は，再構成法としてシンプルではあるが，再構成の正確さという意味では問題があるため，このままで実際に医用X線CTの画像再構成には用いられない。実際に用いられるのは，このつぎに説明する**コンボリューション補正逆投影法**とまった

14   5. 投影データからの断層像の再構成

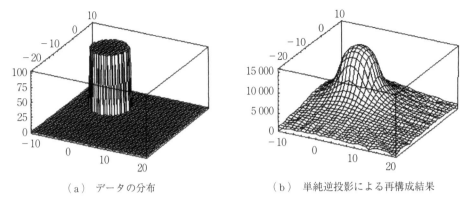

（a）データの分布　　　　　（b）単純逆投影による再構成結果

図5.3　円形被写体の投影データとその単純逆投影
（森氏の了解を得て引用・参考文献1）より転載）

く同等な**フィルタ補正逆投影法**である。

▶▶▶応用・発展

単純逆投影で辺縁がボケる理由：単純逆投影法では，辺縁がボケる理由を考えてみよう。**図5.4**（a）に示すように，中央に1画素に相当する部分にのみ対象物があり，他にはなにもない場合を考える。円周上の各方向から中心に向かう方向で多数の投影データを取得する。各投影方向には中心の対象物しかないので，すべての投影データは等しい値になる。つぎに，この投影データを各方向から単純逆投影する。投影されたデータの値は中心画素で最大で中心から外れるに従って次第に小さくなり，図（b）に示すような分布になる。各画素の値はその点の逆投影の線の密度に比例するので中心，すなわち対象物からの距離rに反比例することになる。つまり，単純逆投影では1画素の小さな点が多数の画素に広がり，その点からの距離に反比例する値を持つ分布になる。したがって，単純逆投影法では各点が互いに他の点に影響を与える

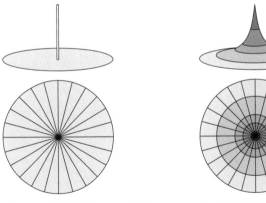

（a）対象物の分布と投影データの取得　　　（b）単純逆投影と結果の分布
（注）図（b）の分布は単純逆投影法のPSF（point spread function）に対応する。

図5.4　単純逆投影法による点の再構成

ことになり，結果的に辺縁がボケることになる。

5.2 コンボリューション補正逆投影法

単純逆投影法では，辺縁がボケてデータの再現性が悪いという問題があることを見てきた。この再現性を改善するために，投影データを補正してから投影することが考えられる。一般に，辺縁をシャープにするためには変化を強調してやればよい。電気回路でいえば，変化の少ない直流に近い成分は抑えて，高周波成分を強調することに相当する。電気回路では，これは低域をカットするフィルタを挿入することで実現できる。同じように考えると，空間的な変化を強調するには，**空間周波数**[†1] を考え，空間周波数の低い成分を抑えて空間周波数の高い成分を強調すれば変化が強調されて辺縁がシャープになると考えられる。このような考えのもとに，投影データをある関数で処理することによって，投影データの空間周波数の高域を強調して再構成する。処理は投影データと補正関数の**畳み込み演算（コンボリューション演算）**[†2] によって行うのでこれを**コンボリューション（補正）逆投影法（CBP法：convolution back projection）**といい，補正に用いる関数を**コンボリューション関数**あるいは**フィルタ関数**という。

5.2.1 コンボリューション補正の方法

コンボリューション補正は投影データにコンボリューション関数を畳み込み演算することによって行う。畳み込み演算の簡単な例を考えてみる。いま，投影データとして，$(1, 5, 5, 1)$ というデータがあったとする。これにコンボリューション関数として $(-0.1, -0.4, 1, -0.4, -0.1)$ という関数があるとき，これらの畳み込み演算の様子を示したのが**図 5.5** である。コンボリューション関数 $g(\tau)$ に対して，投影データ $f(x)$ を右に移動させながら，移動ステップごとに重なった部分の値を掛け合わせ，その結果を足し合わせると各移動ステップ x での畳み込み演算結果 $C(x)$ が得られる。重ね合わせて（重畳して）掛け算しその結果を足し合わせていくことから，この方法を**重畳演算**，あるいは畳み込み演算，またはコンボリューション演算という。

[†1] 空間周波数：普通，周波数というと時間に対して周期的に変化する物理量に対して，60 Hz（cycle/s）というふうに単位時間当りの周期的変化の回数を指している。時間を空間に置き換えて，空間に対して周期的に変化する物理量に対する単位長さ当りの周期的変化の回数も周波数になるが，この場合は空間周波数という。空間的な変化，すなわち空間波形をフーリエ変換すると空間波形の空間周波数分布が得られる。空間的に細かな変化は空間周波数が高く，空間的に大まかな変化は空間周波数が低いということになる。

図5.1(a)の投影データに対して(−0.1, −0.4, 1, −0.4, −0.1)のコンボリューション関数でコンボリューション補正を行ったデータを用いて逆投影を行い，最大値を4で規格化した結果を**図5.6**(a)に，またその立体的な表現を図(b)に示す。この結果を図5.2(b)の単純逆投影の結果と比較すると，もともとのデータ図5.2(a)に対する再現性がかなり良くなっていることがわかる。

ここで，(−0.1, −0.4, 1, −0.4, −0.1)を畳み込むことがどうして変化を強調することになるのかを確認しておこう。**図5.7**(a)は(−0.1, −0.4, 1, −0.4, −0.1)のデータをグラフ化したものである。一方，図(b)はこのコンボリューション関数をフーリエ変換した空間

---

†2 （前ページ）畳み込み演算：畳み込み演算はコンボリューション（convolution）演算とも呼ばれる。関数$f(x)$と$g(x)$の畳み込み演算結果$C(x)$は

$$C(x) = f(x) * g(x) = \int_{-\infty}^{+\infty} (x-\tau) g(\tau) d\tau$$

で与えられる。この演算は図(a)に示すように，二つの関数をτを変えることで少しずつずらしながら，重なった部分の積の和（積分値）をτの関数として求めていくことを意味している。用いたコンボリューション関数とそれをフーリエ変換した空間周波数特性を図(b)，(c)に示す。このコンボリューション関数は空間周波数の低周波成分を抑制し，高周波成分が強調される特性を有していることがわかる。したがって，辺縁がなだらかなデータ$f(x)$がコンボリューション演算の結果は辺縁がシャープな形になっている。

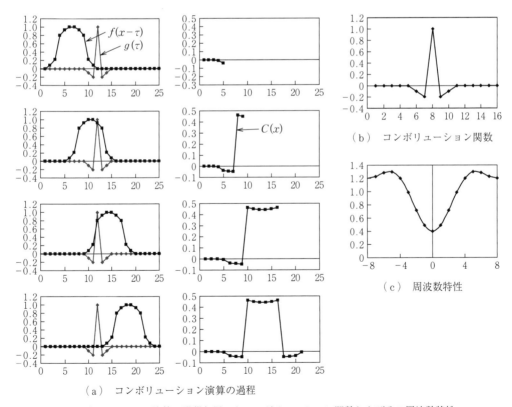

(a) コンボリューション演算の過程

コンボリューション演算の過程と用いたコンボリューション関数およびその周波数特性

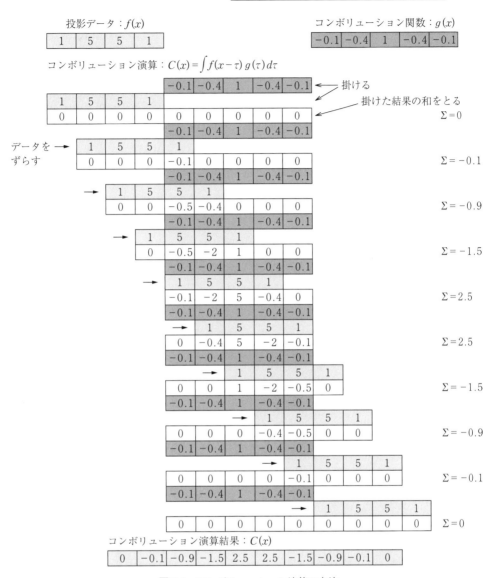

図5.5 コンボリューション演算の方法

周波数特性を示している．この図から，コンボリューション関数（図（a））の周波数特性はグラフ中央の空間周波数0近辺では値が小さく，空間周波数が高くなるグラフの両側になるに従って値が大きくなっていることがわかる．つまり，空間的な変化を強調する高域通過型フィルタ特性を持っていることがわかる．このような特性を持っているコンボリューション関数で補正した結果として辺縁のボケが改善され，元データに対する再現性が良くなっているわけである．

コンボリューション関数にはいろいろなものがあり，その特性によって画質が変わることになる．**図5.8**に図5.3（a）で示したデータ分布に対して異なるコンボリューション関数

18　　5. 投影データからの断層像の再構成

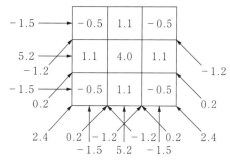
（a）コンボリューション補正逆投影
　　 による再構成結果

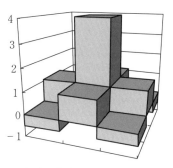
（b）（a）の立体的な表示

図5.6　コンボリューション補正逆投影の例

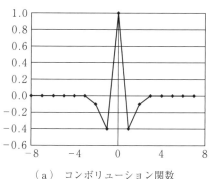
（a）コンボリューション関数

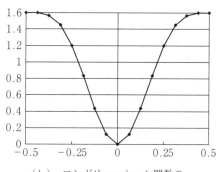
（b）コンボリューション関数の
　　 空間周波数特性

図5.7　コンボリューション関数とその空間周波数特性の関係

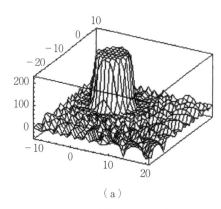
（a）

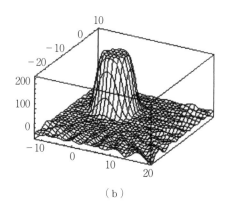
（b）

図5.8　コンボリューション補正逆投影法による再構成例
　　　　（森氏の了解を得て参考文献1）より転載）

を用いて再構成した例が示してある。図5.8（a）は図5.7に示したものと同様な低周波数側を抑制したコンボリューション関数を用いたもの，図（b）は低周波数側だけでなく高周波数側も抑制するコンボリューション関数を用いたものである。この図からわかるように，

再構成に用いる関数によって画質が変わり，空間分解能にも影響することになる。通常，X 線 CT 装置では骨や肺野を見るために高周波を強調した関数，脳内を見るために低周波を強調した関数など目的に応じて多くの関数が用意されており，目的，好みに応じて再構成関数を選択できる。

5.2.2 フィルタ補正逆投影法

フィルタ補正逆投影法（**FBP**：**filtered back projection**）では，まず投影データをフーリエ変換して空間周波数領域のデータに変換する。つぎに空間周波数領域の投影データを所望の特性を有するフィルタ関数でフィルタ処理する。フィルタ処理したデータをフーリエ逆変換して補正された投影データを求め，これを逆投影する。これがフィルタ補正逆投影法である。

コンボリューション関数をフーリエ変換した関数をフィルタ関数として用いれば，**コンボリューション補正逆投影**とフィルタ補正逆投影は数学的にまったく同等である。これを脚注†2（16 ページ）の図で用いたデータ分布 $f(x)$ とコンボリューション関数†$g(x)$ を例に説明する。図 5.9（a）のデータ分布 $f(x)$ をフーリエ変換し，空間周波数領域での分布 $F(u)$ を求める。同様に図（c）のコンボリューション関数 $g(x)$ をフーリエ変換してその空間周波数領域での分布 $G(u)$ を求める。つぎに $F(u)$ と $G(u)$ の積を求める。これをフーリエ逆変換すると図（f）が得られる。図（f）は脚注†2 の図に示した $f(x)$ と $g(x)$ のコンボリューション演算結果とまったく同じである。

図 5.9 では，$F(u)$, $G(u)$ はその絶対値をグラフにして示してある。$F(u)$, $G(u)$ は複素数であり，実際の計算では複素数での計算を行う。

▶▶▶応用・発展────────────────────────

その他の再構成法：上述した再構成法以外に，多元連立方程式法，逐次近似再構成法，2 次元フーリエ変換法などがあるが実用化されていない。しかし，この中で**逐次近似再構成法**（IR 法：iterative reconstruction）は近年のデバイスの進歩により計算時間が格段に早くなったため，X 線 CT 装置に実装され始めている。実際に多く用いられているのは，コンボリューション（補正）逆投影法と数学的にまったく同等なフィルタ補正逆投影法である。フーリエ変換，逆変換という計算プロセスがあっても実空間でのコンボリューション演算に比べ非常に早く計算できるためである。

────────────────────────
† **コンボリューション関数**（convolution function）は**カーネル**（kernel）あるいはフィルタ関数（filter function）とも呼ばれる。

20   5. 投影データからの断層像の再構成

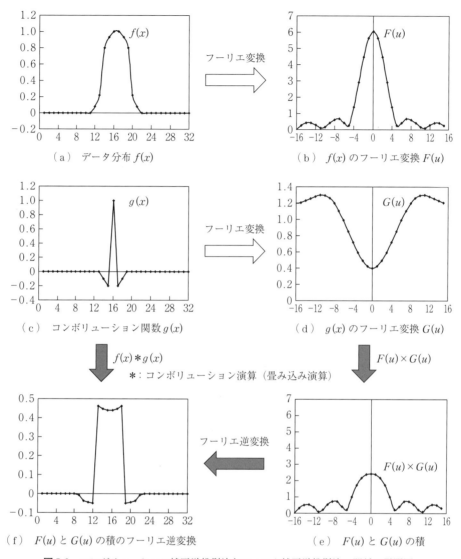

図 5.9　コンボリューション補正逆投影法とフィルタ補正逆投影法の関係の説明図

5.3　X線CT装置におけるデータ収集と再構成

　これまでは，原理の理解のためにデータ数が極めて少ない場合を例にしてデータ収集と再構成について説明してきた。実際のX線CT装置では，**図5.10**に示すように，X線管から薄くかつ扇状に広がるX線ビーム（**ファンビーム**）が放射され，被写体を透過したX線を円周曲面状に配列された多数の検出器素子（検出器列）で検出する。X線管と検出器列は，被写体の周りを回転しながら少しずつ方向の異なる多数のデータを収集していく。

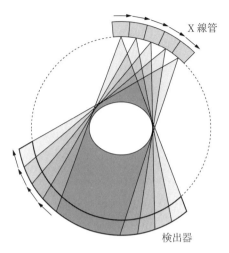

図 5.10 実際の CT 装置でのデータ取得

　検出器列を構成する検出素子の数は装置によって異なるが，**単列検出器**[†]の場合は数百個〜1 000 個ほどの検出素子が並んでおり，1 回のデータ収集（これを **1 ビュー**という）で検出素子数のデータが収集される。1 回転する間に異なる角度から何度もデータ収集を行う。この回数（ビュー数）も X 線 CT 装置によって異なるが，数百回から 1 000 回ほどである。1 断面の再構成に半回転分のデータを用いる場合と 1 回転分のデータを用いる場合があり，それぞれ**ハーフスキャン**，**フルスキャン**という。

　X 線 CT 装置の性能を表すのにスキャン時間という言葉が用いられ，ハーフスキャン 0.6 秒，フルスキャン 1.0 秒というような表現がなされる。フルスキャン時間は X 線管と検出器が載った架台が 1 回転する時間に相当する。この時間が短いほど必要なデータを収集するのに必要な時間が短くなるという意味で，X 線 CT 装置の性能を表す重要なパラメータといえる。X 線 CT 装置によってスキャン時間は異なるが，現在ではフルスキャンで 0.25 秒から 1 秒程度になっている。今後もさらなる高速化が追求されていくと思われる。

　実際の X 線 CT での投影データの取得とデータ量　　詳しくは 7 章で扱うが，実際の X 線 CT では，図 2.1 に示したように，X 線管から扇状に広がる X 線ビーム（**ファンビーム**）を出し，被写体を通過した X 線を X 線管に対向して配置された検出器群で検出している。一つのファンビームに対して検出器の数だけの投影データのセットがある。この一つひとつの投影データを**レイ**といい，そのセットを **1 ビュー**のデータという。X 線管と検出器は回転しながらつぎつぎと X 線を出して，その度に少しずつ異なる角度方向のビューデータを取っていくことになる。システムによって異なるが，1 回転で 1 000 ビューほどのデータを取得

[†] 単列検出器：多数の検出素子が円周方向に一列に配列された検出器を単列検出器という。これに対し，多数の検出素子が円周方向に複数列配列されている検出器のことを**多列検出器**という。多列検出器型 CT（MDCT：multi detector-row CT，またはマルチスライス CT）については 9 章で説明する。

する。1 **ビュー**には検出器の数（1 000 チャネルほど）だけの**レイ**のデータがあり，一つのデータは 16 ビット程度の精度が必要になる。したがって，1 回転だけでもそのデータ量は 16 M ビット（2 M バイト）程度にもなる。

先の単純逆投影法で扱ったデータ量と比較するといかに膨大なデータを扱っているかがわかるが，これは診断に有用な画像を得るために必要なことである。

投影データは通常生データと呼ばれ，再構成の前に各種変換や補正など CT 値精度，画質向上のための処理が行われる。この処理を**前処理**という。

演 習 問 題

(5.1) X 線 CT の再構成法に無関係なものはどれか。二つ選べ。
1. モンテカルロ法
2. 逐次近似法
3. コンボリューション法
4. 有限要素法
5. 2 次元フーリエ変換法

(5.2) つぎの文の中で正しいのはどれか。二つ選べ。
1. 単純逆投影法では CT 値の異なる組織の境界がクリアに再現される。
2. コンボリューション関数によって画質は変わらない。
3. フィルタ関数の選び方で画質は変わる。
4. コンボリューション補正逆投影法とフィルタ補正逆投影法は数学的に同等である。
5. コンボリューション補正逆投影法を用いると被写体の線減弱係数の分布が正確にそのまま再現できる。

(5.3) **問図** 5.1 A のようなある物理量の分布を持った物質を x 方向，y 方向から投影したデータを求め，その投影データを用いて単純逆投影で再構成した値を，5.0 を最大値として規格化して図 B に書き込め。

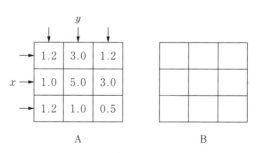

問図 5.1

6. 断層像の表示方法

6.1 グレースケール表示

　再構成された画像のデータは，図 5.6（a）の例に示されたように，ます目ごとの数値データになっており，X 線 CT ではその数値は被写体の線減弱係数に対応している。画像は，この数値データを白黒の程度に割り振って表示することによって得られる。図 5.1（a）の数値データを白黒の程度を割り振ってみたのが**図 6.1** である。

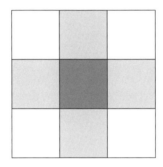

図 6.1　演算結果のグレースケール表示

　この例は非常にます目が粗い例であるが，ます目を十分細かくして，再構成演算で得られた結果を白黒のレベルに割り振って表示すると白黒の画像が得られる。白黒のレベルのことをグレースケールレベルといい，白黒のレベルに割り振っての表示を**グレースケール表示**という。また，一つのます目のことを**画素**または**ピクセル**（pixel）というが，これは画像の最小単位の意味である。**図 6.2** にグレースケールの例を示す。この例では，黒から白までを 12 段階（12 階調）に分割している。黒と白の間は灰色（グレー）になることからグレース

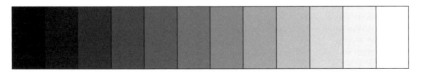

図 6.2　グレースケールの例

ケールという。実際は12階調では粗すぎるので，X線CTでは256階調などもっと細かいグレースケールが用いられる。

X線CTに限らず，画像診断装置では画像のグレースケール表示が行われるが，それがどんな物理量に対応するものを表現しているかは装置によって異なる。X線CTではX線の線減弱係数であるが，MRIでは磁気共鳴信号の強さであり，超音波では超音波の反射・散乱の強さである。

6.2 CT 値

X線CTでは，再構成演算によって線減弱係数に対応する値が得られることをこれまで述べてきた。この線減弱係数を表す方法として，水の線減弱係数を基準にして表す方法がX線CTでは用いられており，これを**CT値**といっている。

水の線減弱係数を μ_w とし，ある組織の線減弱係数が μ_t であるとき，CT値はつぎのように定義される[†1]。

$$\text{CT 値} = \frac{\mu_t - \mu_w}{\mu_w} \times 1\,000 \tag{6.1}$$

この定義では，図6.3に示すように，水と線減弱係数が等しい組織のCT値は0になり，線減弱係数が水の2倍であればそのCT値は1 000，空気はほとんど減衰しないので線減弱係数は0，CT値は$-1\,000$となる。図6.3からわかるように，CT値は線減弱係数と直線的な関係になっている[†2]。CT値がマイナスであれば線減弱係数は水よりも小さく，プラスであれば水よりも大きいということになる。

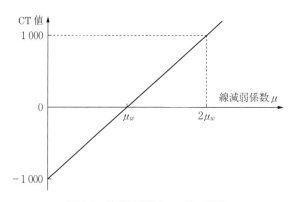

図6.3 線減弱係数とCT値の関係

[†1] HUとEMIナンバー：式(6.1)のように，比例係数を1 000として表すCT値を**Hounsfield unit**あるいは**HU**という。式(6.1)からわかるように，物理的には無単位の数値である。CT創世記には比例係数を500とした**EMI値**（エミナンバー）も使われていた。

なお，水の線減弱係数はおよそ 0.19/cm である．したがって，水の中での X 線の減衰は
$$e^{-0.19 \times 1} = 0.83, \quad e^{-1.9 \times 10} = 0.15$$
となる．1.0 cm では 83％に，10 cm では 15％に減衰することになる．

人体組織の CT 値　図 6.4 は人体組織の CT 値を示すものである．体内にあるものとしては，空気，ガス，骨，石灰化組織を除くとほとんどは ±100 以内にあるので，右側はこの範囲を拡大して示している．この範囲で見ると，水より CT 値が小さくマイナスのものは脂肪組織だけであり，その他は水より大きくプラスの CT 値を示している．X 線 CT では，CT 値が大きいほど白が強くなるようなグレースケールを用いるので，この図の縦軸にグレースケールを対応させてみると，各組織が CT の画像上でどのような相対的なグレーレベルで表現されるかが理解できる．CT 値のデータは文献により若干異なる．図 6.4 にいくつかの書物からのデータを抜粋し，幅を持たせて示している．

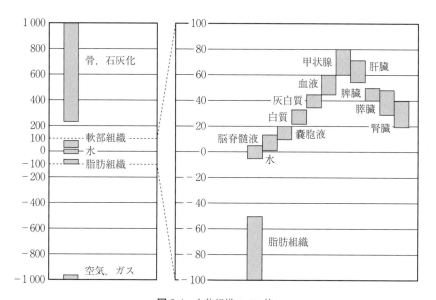

図 6.4　人体組織の CT 値
（医用画像辞典[5]，医用画像システム実用ハンドブック[6] から値を抜粋し図にまとめた．）

幅のあるところは中央値で，他の臓器より CT 値が高いか低いかを判断するとよい．臓器名は CT 値の高いものほど上に示している．

各組織の CT 値を理解しておくことは，CT 画像を見る場合に基本的に必要なことである．したがって，過去の診療放射線技師国家試験では CT 値に関係した問題が数多く出題されて

---

†2　（前ページ）CT 値で表現するメリットはなにか：線減弱係数は X 線の線質によって変わる．一方，X 線の線質は X 線管の管電圧などによって変わる．したがって，仮に同じ組織であっても装置によって得られる見かけ上の線減弱係数が変わることになる．水の線減弱係数で規格化した CT 値を用いても線質による変化がなくなりはしないが，線質による違いがかなり緩和できる．

いる。国家試験に合格するためにも，その後の仕事のためにも，CT値とは何か，各組織のCT値の値と相対的な関係がどうなっているかはぜひとも理解しておくべきことである。

6.3 ウィンドウ処理

図6.4を参照しながら画像をグレースケール表示する場合について考えてみよう。**CT値**が−1000の空気・ガスから+1000ぐらいの骨までをグレースケール表示すると，図6.4の左側のグラフの中央部分にある脂肪組織，水，軟部組織はあまり白，黒のレベル差がなくなって判別が難しくなるだろう。グラフの中央部分だけを拡大した右側のグラフに対応してCT値−100から+100までに白から黒までのグレースケールを適用して画像を表せば，組織間の階調差が大きくなるので識別が容易になる。

このように，CT値の中のある領域を選んでその範囲をグレースケール表示する処理は，窓を作って窓から見えるところだけを拡大して見るようなものなので，この処理を**ウィンドウ処理**という。大きな窓から全体を見ると細かなものは見えなくなるが，小さな窓を開けてそこを見れば細かなものまで識別できることに対応している。ただし，**図6.5**に示すように，この窓は画像の大きさの窓ではなく，白黒のレベル，すなわちグレースケールを適用するCT値の窓である。このCT値の窓の幅のことを**ウィンドウ幅**（window width）といい，ウィンドウ幅の中央値を**ウィンドウレベル**（window level）という。臨床では，ウィンドウレベルの値は目的とする観測部のCT値とする。

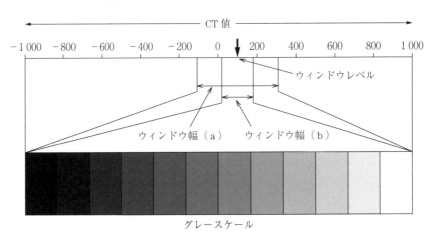

図6.5 ウィンドウ幅とグレースケール

肺野などのCT値の低い部位を観察する場合はウィンドウレベルを低くし，骨などのCT値の高い組織を観察する場合はウィンドウレベルを高く設定する。組織間のCT値の差を大きくするにはウィンドウ幅を狭くし，広いCT値の範囲をカバーする場合にはウィンドウ幅

を広くする。

図6.6にウィンドウ幅を変えた場合に，組織のコントラストがどのように変化するかを模式的に示す。ウィンドウ幅が広い図（a）では識別が明瞭でない組織A，Bが，ウィンドウ幅を狭くした図（b）では明瞭に認識できる。

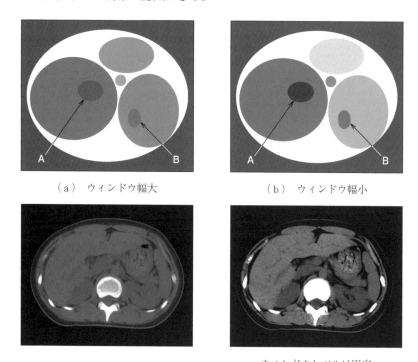

（a）ウィンドウ幅大　　　　　（b）ウィンドウ幅小

ウィンドウレベルは固定

図6.6　ウィンドウ幅の異なる画像の模式図と実際の画像例

一方，ウィンドウ幅から外れた領域はCT値の大きいほうは真っ白になり，CT値が低いほうは真っ黒になってCT値の差は認識できなくなる。

6.4　ピクセル

画像を表示する場合，画面を微小サイズのマトリックスに分割し，分割されたマトリックスの各素子に再構成演算で求めた線減弱係数に対応した**CT値**でグレーレベルを与えることで画像を表示する（**図6.7**）。このときの微小な素子，すなわち画素のことを**ピクセル**といい，分割数のことを**マトリックスサイズ**という。例えば，分割数がx方向，y方向ともに512である場合マトリックスサイズは512×512であるという。また，全画面が対応する被写体の大きさのことを視野（**FOV：field of view**）という。FOVが30 cm×30 cmでマトリックスサイズが512×512であれば，このとき1ピクセルはおよそ0.59 mm×0.59 mmの

6. 断層像の表示方法

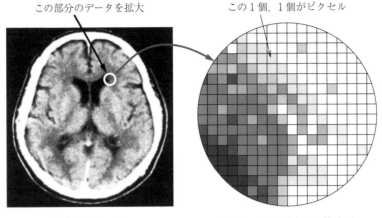

(a) 頭部 CT 像　　　(b) 一部を拡大した模式図

画像データの表示に至る周波数特性があるので，モニタ上の画像や写真にした画像が（b）のようにきれいなます目になっているわけではないが，このようなピクセル情報をもとにした最終画像が表示されている。

図 6.7　CT 画像とピクセル

大きさに対応しており，これを**ピクセルサイズ**という。

広い FOV を小さなマトリックスサイズで画像表示すると，本来装置の持っている空間分解能がピクセルサイズより小さくなり，ピクセルサイズで空間分解能が制限されてしまう。これを回避するため，狭い FOV を指定して再構成をやり直し同じマトリックスサイズで表示する。これを**ズーミング再構成（拡大再構成）**といい，病変などを拡大して見たいときに使用する。

演 習 問 題

(**6.1**) CT 値（HU 値）が 50 の組織の線減弱係数はいくらか。水の線減弱係数は 0.19/cm とする。

(**6.2**) X 線 CT 値について正しいのはどれか。二つ選べ。(54.22p)[†]

1. 水に対して脂肪は高い。
2. X 線ビームの反射値から求める。
3. 対象物質の原子番号に依存して変化する。
4. 水をゼロとして相対的に表す。
5. 対象物質の線減弱係数に反比例した値である。

(**6.3**) 頭部 X 線 CT で最も CT 値が低いのはどれか。(54.63p)

1. 脳脊髄液

[†] この演習問題以降，問題文の最後にカッコ内数字がついているものは，過去の診療放射線技師国家試験の問題である。左から第何回目の試験，問題番号，午前 (a) か午後 (p) かとなっている。

2. 小　脳
3. 灰白質
4. 頭蓋骨
5. 白　質

(6.4) 単純 X 線 CT 正常像で最も低吸収を呈するのはどれか。(53.86a)

1. 肝　臓
2. 胆　嚢
3. 膵　臓
4. 脾　臓
5. 腎　臓

(6.5) CT 値で正しいのはどれか。(64.19a)

1. 脂肪は 0 HU である。
2. 甲状腺よりも肝臓が高い。
3. 空気は $-1\,000$ HU である。
4. 骨皮質は $+1\,000$ HU である。
5. 被写体による線質硬化に差があっても変化しない。

(6.6) X 線 CT で正しいのはどれか。(59.20a)

1. 水の CT 値を 0 としている。
2. スライス厚を厚くすると部分体積効果の影響が減る。
3. 表示画像のウィンドウ幅を狭くすると骨内部が見える。
4. Hounsfield unit を使用した場合，空気の CT 値は -500 となる。
5. 表示画像のウィンドウレベルを 0 に近づけるほどコントラストが高くなる。

(6.7) ウィンドウ処理について正しいのはどれか。二つ選べ。

1. ウィンドウ幅を広くするとウィンドウ内の組織のコントラストの差が明瞭になる。
2. ウィンドウ幅から外れた組織はすべて黒レベルで表示される。
3. ウィンドウ幅から外れた組織はすべて白レベルで表示される。
4. 骨の観察ではウィンドウレベルを高めに設定する。
5. 肺野の観察ではウィンドウレベルを低めに設定する。

(6.8) FOV が 25 cm×25 cm，マトリックスサイズが 512×512 のときのピクセルサイズを求めよ。

7. X線CT装置の構成要素

7.1 構成要素の概要

図7.1に一般的なX線CT装置の構成を示す。**X線管**とこれに中央の被検者・**寝台**を挟む形で**X線検出器**が対向して配置され，これらと**高電圧発生装置**や**X線管冷却装置**，**X線光学系**などが**回転機構**上に載っている。

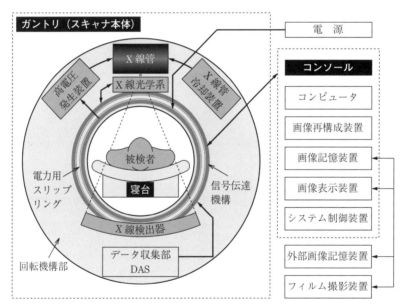

図7.1 X線CTの構成例

電源から**電力用スリップリング**を介し高電圧発生装置に電力が供給され，高電圧発生装置で発生した高電圧がX線管に供給される。スリップリングとは，固定部と回転部を電気的に接続するためのもので，モータのブラシと整流子のような構造を持ったものである。X線検出器からの信号は，これも回転機構上にある**データ収集部**（**DAS**：data acquisition system）に送られる。データ収集部の**画像再構成装置**への伝送に当初は**信号用スリップリング**が用いられていたが，現在では非接触の光による信号伝達機構，あるいはギャップを挟

んだ静電容量を介した静電結合機構を使う装置が多い。装置全体はコンピュータによって制御されている。画像再構成装置からの出力は，**画像記憶装置**および**画像表示装置**につながれて画像が表示される。操作者は，コンソールで撮影に必要な操作の入力を行う。

装置の構成としては，図7.1に示すように，回転機構を有する**ガントリ部**（スキャナ本体，架台），寝台および**コンソール部**の三つからなるのが一般的である。

図7.1に示された構成では，投影データの取得のために，X線管とこれに対向したX線検出器が被検者の周りを回転する。X線管と検出器がともに回転するので **R-R（rotate-rotate）方式** と呼ばれている。以下に述べる他の方式に比べると機械的安定性に優れ，高速動作に適していることから，現在はほとんどすべてのCTがこの方式である。

（**a**）**他のスキャン方式**　　R-R方式以外にもいくつかの方式がある。過去の国家試験では何度か，この方式に関する問題が出題されているので，簡単に触れておくことにする。

図7.2は，**T-R方式**と呼ばれる方式である。X線管とこれに対向する検出器は平行に移動，つまり並進（translate）して投影データを取る。つぎに，X線管とX線検出器を回転（rotate）させてから，また平行移動して投影データを取るという動作を繰り返す。平行移動と回転の組み合わせなので，これをT-R（translate-rotate）方式という。ほぼ平行なビームでの投影データが得られる点はメリットであるが，動作機構が複雑でデータ取得に多大な時間を必要とする大きなデメリットを持っている。

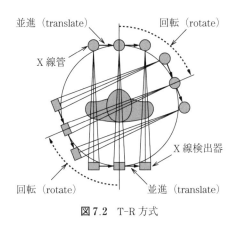

図7.2　T-R方式　　　　　　　　　　図7.3　S-R方式

図7.3は，リング状に多数のX線検出器が配置され，その内側にあるX線管から扇状に広がるX線ビーム（ファンビーム）を出して投影データを取る。X線管を回転させることで多数の方向からのデータが取れる。この方式ではX線管は回転するが，X線検出器は静止している（stationary）ので **S-R（stationary-rotate）方式** と呼ばれる。動作機構がシンプルであるのがメリットであるが，被検者から検出器まで距離が遠く，多数の検出器を必要とするというデメリットがある。

図 7.4 は，リング状に配置された検出器が回転する X 線管の内側にあり，この検出器が入射側の X 線ビームを遮らないように，X 線管の回転に合わせて首振り運動（nutate）する。この方式を **N-R（nutate-rotate）方式**という。S-R 方式と比べ X 線検出器が被検者に近いというメリットはあるが，動作機構が複雑である。

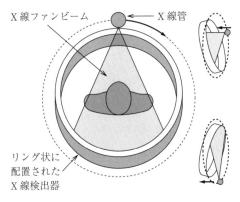

図 7.4　N-R 方式

（b）　電子ビーム方式の X 線 CT 装置　　特殊なものとして電子ビーム方式の CT（電子ビーム CT）があり，Imatron 社製であったため**イマトロン**と通称されている（図 7.5）。電子銃から放出された電子ビームが収束および偏向されて半円周状に配置された金属ターゲットに衝突し，X 線ファンビームが作られる。検出器アレイは金属ターゲットリングに対向する形で配置され，被写体を透過した X 線を検出する。電子ビームが金属ターゲットに衝突するターゲットリング上の位置は電子的に制御できるので，金属ターゲットや検出器アレイを機械的に回転させる必要がない。このため，数十ミリ秒から 0.1 秒という超高速スキャンが可能であり，特に動きの速い心臓の撮影に威力を発揮する。ただし，ヘリカルスキャンはできない。これを CT の第 5 世代ということもある。

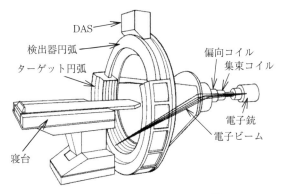

図 7.5　電子ビーム CT の原理図[13]

7.2 X線管とX線光学系

X線管の原理を簡単におさらいしておく。X線管は，基本的に，高電圧で加速した高速の電子を金属ターゲット（おもにタングステン）に衝突させることによってX線を発生させている。高速の電子が原子核の近傍を通過するとき原子核のクーロン場によって進行方向が曲げられ，それで失ったエネルギーがX線として放出される。これが**制動X線**で，連続のエネルギースペクトルを持つ。同時に高速の電子が軌道上の電子を励起し，空になった軌道に電子が落ち込むことによって放出されるX線もある。これは，電子軌道のエネルギー差によって決まる固有のスペクトル（線スペクトル）を持つX線であり，**特性X線**と呼ばれる。X線管からはおもに制動X線が放射されるが，管電圧が高くなると特性X線の割合が増加する。

（**a**）**X線管の構造**　X線管の構造例を**図7.6**に示す。真空容器内に金属ターゲット（陽極）とこれに近接して電子を放出するためのフィラメント（陰極）があり，この間に高電圧が印加される。金属ターゲットは軸受（ベアリング）を介して保持され（これを**回転陽極**という），これを高速で回転する機構が組み込まれている†。真空容器と外側のハウジングの間には，高温になるターゲットを冷却するためのオイルまたは水があり，これは**X線管冷却装置**とつながって循環するようになっている。

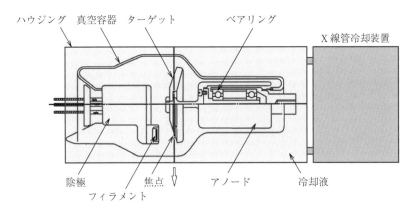

図7.6　X線管の構造例とその単純化した説明図
（データ提供：東芝メディカルシステムズ（株））

---

† ターゲットを高速回転させる理由：金属ターゲットを高速で回転させるのは，局部的な熱の発生を避けるためである。焦点サイズやターゲット径を大きくするのも同じ効果がある。一般に，X線管のX線発生効率は低く，タングステンターゲットで100 kVのとき0.8％といわれている。およそ99％は熱になるということである。CTでは，X線の負荷が大きいので冷却が非常に大切になる。高速でターゲットを回転させるだけでなく，真空容器とハウジングの間をオイルや水を循環させて強制的に冷却する必要がある。冷却能力は重要な指標で，これによって連続運転能力が決まる。また，熱による破壊を防ぐため熱シミュレーションで使用制限するソフト（**OLP**：over load protection）が働いている。

（**b**）　**X線管のおもなパラメータ**　X線管のおもなパラメータとしては，管電流，管電圧，**実効焦点サイズ**[†]が一般的である。X線CTでは，X線強度を増すため大きな管電流を必要とするが，一般X線と違いターゲットから出るX線のうち，薄いファンビーム状のX線だけを使用するため**熱効率**が悪い。したがって，X線CT用X線管では，**陽極熱容量**，最大冷却効率などの熱に対するパラメータが重要になり，市販X線CT装置のX線管の仕様として，この二つを示していることが多い。表7.1にシングルスライスCTやマルチスライスCTの普及型から最高級型に用いられているX線管の仕様例を示す。

表7.1　X線CT用X線管の仕様例（東芝メディカルシステムズ（株）販売資料より）

列数	架台回転速度	陽極熱容量	最大冷却率
1列	0.75 sec/回転	2 MHU	366 kHU/min
4列〜16列	0.75 sec/回転	4 MHU	864 kHU/min
16列〜128列	0.5 sec/回転	7.5 MHU	1 386 kHU/min
64列〜320列	0.35 sec/回転	7.5 MHU	1 386 kHU/min

表7.1の仕様例からわかるように，X線CTの性能によってX線管に対する要求は変わる。架台の回転速度を速くすると検出器に到達するX線量が減少するので，それだけX線強度を大きくする必要がある。そのため，X線管の熱的仕様が変わる。ただし，マルチスライスで列数が増えると1回転で取れる範囲が広くなり撮影時間が短くなるので，熱的に楽になる側面もある。

実効焦点サイズが小さいほど空間分解能は向上するが，局部の熱上昇が大きくなるため大きなX線強度を得るのは難しくなる。目的によって実効焦点サイズを選択できるX線管もある。

（**c**）　**X線光学系**　X線CT用の**X線光学系**は，図7.7に示すように，**ウエッジフィルタ**，**線質調整フィルタ**，ファンビーム厚さ調整用**スリット**（上部コリメータ）の三つの部分からなるのが一般的である。線質調整用フィルタは，金属の薄い板でできており，板の厚さ，あるいは金属の種類によって線質が調整できる。ウエッジフィルタは中央が薄く周辺が

[†]　実焦点と実効焦点：回転陽極，入射電子ビーム，出力X線の関係を陽極の回転軸に垂直な方向から見ると，図に示すようになっている。ターゲット面に垂直な方向から見た焦点（電子ビーム入射面）を**実焦点**（actual focal spot）といい，X線照射方向から見た焦点を**実効焦点**（effective focal spot）という。実効焦点を単に焦点ということがある。

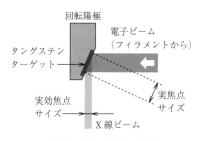

X線管の実焦点と実効焦点

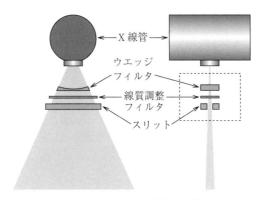

図 7.7 X 線 CT 用 X 線管の光学系

厚い凹レンズ状のフィルタで，通常アルミニウムでできている。これは被写体周辺部の X 線通過パスが短いことに対応して検出器への到達線量を均一化することを目的としている。また両端に鉛などを配置し**ファンビーム**の広がり角（**ファン角**）を調整することも，もう一つの目的である。

FOV を変えた場合には，形状の異なるウエッジフィルタが使われる。ファンビームの厚さはスリットの幅によって調整される。不要な X 線被ばくを避ける意味で，スリット幅，およびウエッジフィルタの調整は重要である。

7.3 高電圧発生装置

CT 用の X 線管の駆動には 80 〜 140 kV の高電圧と数十 kW の電力が必要である。それを供給するのが**高電圧発生装置**である。管電圧の変動は X 線の線質の変動の原因になるので，

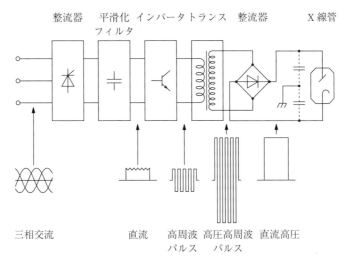

図 7.8 インバータ式高電圧発生装置

安定した画像を得るためには電圧はリップルが少なく安定したものでなければならない。また，高電圧発生装置は架台回転部上に搭載するので，できるだけ小型軽量である必要がある。そのため，図7.8に示す高周波インバータ方式のものが多く用いられている。

交流電源からの入力は，まず整流器と平滑化フィルタで直流に変換される。直流は**インバータ**によって数十 kHz の高周波パルスに変換されトランスに入力する。トランスによって高圧の高周波パルスに変換され，整流器によって直流高圧になる。これがX線管に供給される。いったん，インバータで高周波パルスに変換することによってリップルの少ない安定した直流高圧が得られるとともに，トランスを大幅に小型・軽量化できる[†]。

7.4 X 線 検 出 器

X線CT用**X線検出器**は数百個から1 000個近くの小さな検出器がアレイ状に配置されて架台回転部に搭載され，透過してきたX線を検出する。検出器として基本的に必要なことは

① 入射X線に対する直線性が良いこと
② ダイナミックレンジが広いこと，言い換えればX線量に対しての信号出力が直線性を保つ領域が広いこと
③ X線吸収効率が高いこと

である。X線CT用としては，さらに各検出器間の特性のバラツキが少ないこと，小型軽量であることが必要になる。検出器の特性のバラツキが大きいと後述するリングアーチファクトの原因になる。使われている検出器には電離箱型ガス入り検出器と，**シンチレータ**と**ホトダイオード**を組み合わせた固体検出器の2種類があるが，現在では固体検出器が主流になっている。

検出器の大きさ・チャネル数　　一般に，最大撮影領域の大きさは 500 mmφ ほどである。これは，撮影対象臓器がおよそこの範囲に含まれることと，これ以上大きな被写体ではX線の減衰が大きく，S/N が悪化し診断に十分な画質が得られないことから決められる。いったん最大撮影領域が決まると，図7.9のようにFDD（focus to detector distance）と**FCD**（focus to rotation center distance）から検出器のチャネル方向の物理的大きさが決まる。そ

---

† 高周波インバータを使う理由：巻線トランスの2次側電圧 e_2 はつぎのように与えられる。
$$e_2 = KnfBS$$
ここに，K：比例定数，n：2次側巻線数，f：周波数，B：磁束密度，S：鉄心断面積である。
この式から必要な電圧 e_2 を得る場合，周波数が高いほど鉄心断面積と2次側巻線数の積を小さくできることがわかる（1次側巻線数は2次側巻線数に応じて変えてやる必要がある）。したがって，**インバータ**で高周波化することによってトランスを大幅に小型化できることになる。また，高周波化することでリップルも小さくなる（トランスの鉄心にはヒステリシス損があり，周波数に比例して増加するので高周波化には限界がある）。

7.4 X線検出器

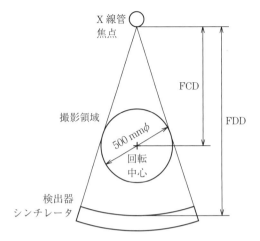

図7.9 検出器の大きさ・チャネル数

して，所望の**サンプリングピッチ**をいくつにするかにより，検出器のチャネルピッチ，チャネル数が決まってくる。最大撮影領域やFDD，FCD，サンプリングピッチはメーカーの装置設計の基本的性能の一つで，CTの使用目的に応じて決定され設計される。

FCDと最大撮影領域の大きさが決まれば，回転中心からFCDだけ離れたところにX線管の焦点を置き，そこから回転中心を中心とした最大撮影領域径の円に接するように線を引き，それがFDDまで行ったところに検出器を配置することになる。回転中心でのサンプリングピッチ（p）をいくつにするか決まれば検出器のチャネル数（n）は，撮影領域径を500 mmϕとすれば$500/p$から求められる。$p=0.5$ mmとすると1 000チャネルとなる。

（a） 電離箱型ガス入り検出器　電離箱型ガス入り検出器は，図7.10（a）に示すような構造になっている。数mm間隔に高電圧電極板と信号電極板が平行に配置され，この電

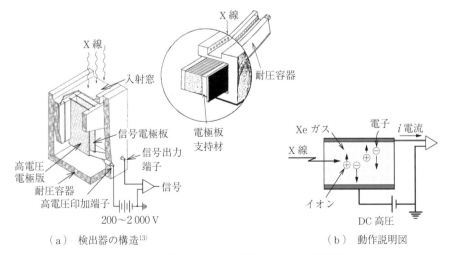

（a）検出器の構造[13]　　　　　　（b）動作説明図

図7.10　電離箱型ガス入り検出器の構造と動作説明図

極間に直流高電圧が印加される。電極間の空間には**キセノン（Xe）ガス**が 20 気圧近くまで加圧されて封入されている。キセノンを用いるのは，キセノンは原子番号が大きく（$Z=54$），X 線を効率良く吸収するからである。図（b）は動作説明図である。X 線が入射すると Xe ガスが自由電子と Xe の陽イオンに電離され，電流が流れる。この電流の大きさを計測することで入射 X 線強度を求める[†1]。ガス入り検出器は，構造が比較的単純で安定動作が可能であるという特徴を有しているため，固体検出器が一般的になる前は，この電離箱型ガス入り検出器が X 線 CT 用検出器の主流であった。

（b） **固体検出器**　図 7.11 に X 線 CT 用**固体検出器**の構造を示す。短冊状のシンチレータが反射板を挟んでアレイ状に並び，これがホトダイオードアレイの上に載った構造になっている。**シンチレータ**[†2] とは，X 線が入射すると発光する物質のことで，X 線 CT 用のシンチレータとしては $CdWO_4$（CWO：タングステン酸カドミウム），Gd_2O_2S（GOS：酸硫化ガドリニウム）などが用いられる。シンチレータから放射された光が**ホトダイオード**に入

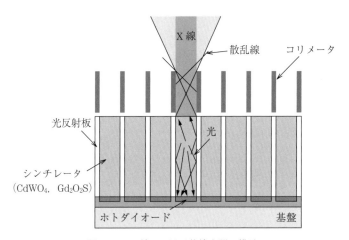

図 7.11　X 線 CT 用固体検出器の構造

[†1] 電離箱型ガス入り検出器の動作領域：ガス入り検出器の電圧電流特性は印加電圧によって変わる。電離箱型ガス入り検出器は，電離された電子，イオンの再結合が無視でき，かつ，増幅されることなく，すべて電流に寄与する電圧領域（電離飽和領域）で用いられる。この領域では，電流（電離電流）は入射する X 線強度に比例する。

[†2] シンチレータによる発光：シンチレータ結晶には，通常これを活性化するための微量の不純物が入っている。この不純物の存在で，図に示すように，禁止帯の中にエネルギーレベルができる。X 線が入射すると，価電子帯の電子が励起されて導電帯に上がり，これが活性化物質による励起状態に落ちる。励起状態に落ちた電子はそこから活性化物質による基底状態に落ちる。このとき，そのエネルギーを光として放出する。これが蛍光である。

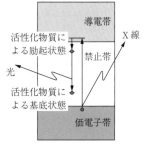

シンチレータによる発光

射すると，入射した光量に比例した電流が流れる。これがデータ収集部で増幅され信号として検出される。シンチレータの間に反射板があるのは，隣接する検出器間の干渉をなくすためと効率良く光を収集するためである。ガス入り検出器に比べX線吸収効率が良いこと，後述するマルチアレイ化に適していることから，固体検出器がX線CT用検出器の主流になっている。

　素子数や**素子ピッチ**（素子の繰り返し間隔）によって決まる**サンプリングピッチ**の数値は公表されていないが，素子数はおよそ500〜1 000，サンプリングピッチは回転中心でおよそ0.75〜0.5 mmである。

　また，固体検出器の前面（X線入射側）には，散乱線を除去するためにモリブデンなどの薄い金属板でできた**コリメータ**が設置されている。

7.5　データ収集部

　データ収集部（**DAS**：**data acquisition system**）では，検出器からの微小な信号を増幅し，サンプリング時間（およそ1回転の時間/1回転中の**ビュー数**）積分する。積分された出力をA/D変換してデジタル信号として画像再構成装置に出力する。ごく微弱な信号から大きな信号まで幅の広い信号を扱うので，増幅器としては低雑音の増幅器が，また**A/D変換器**としては90〜100 dBのダイナミックレンジ[†1]に対応できることが求められるので，一般に16ビット[†2]またはそれ以上のビット数のA/D変換器が用いられる。また，チャネル間での特性のバラツキはリングアーチファクトの原因になるので，チャネル間での特性バラツキが少ないことが求められる。チャネル間のバラツキを抑えるために定期的に感度補正

---

†1　ダイナミックレンジ：機器工学では，ダイナミックレンジという言葉がよく出てくるので正しく理解しておこう。ある系に信号が入力し，系を通って信号が出力される場合，入力信号と出力信号の関係は一般に図のようになる。入力信号が非常に小さいと出力は入力に関係なく雑音レベルになる。入力信号が大きくなってくると出力信号の大きさは入力信号に比例した値になる。しかし，入力信号がどんどん大きくなると出力信号の大きさは比例関係から外れてくる。これを飽和という。このとき，出力信号の大きさが入力信号の大きさに比例している入力信号の範囲，言い換えると雑音レベルから飽和レベルまでの範囲をダイナミックレンジという。例えば，雑音レベルが1.0 mV，飽和レベルが1.0 Vとすると，ダイナミックレンジは1.0 mV〜1.0 Vであり，これをdBで表すと$20 \log(1.0/1.0 \times 10^{-3}) = 60$ dBとなる。

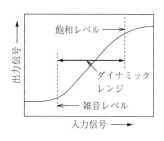

ダイナミックレンジ

　画像診断装置では，多くの場合，画像をグレースケール表示するが，グレースケール表示するときに目的に応じて表示前までのダイナミックレンジよりも狭めて表示することがある。画像表示されているときに，入力信号の大きさとグレーレベルとが対応している範囲のことを表示のダイナミックレンジという。

†2　ビット数とdB：16ビットをdBで表示すると$20 \log(2^{16}) = 96$ dBである。一般に，Nビットであると，$20 \log(2^N) = 20N \times 0.303 = 6.06N$〔dB〕≒$6N$〔dB〕であることは覚えておこう。

用のデータを取り，このデータをもとにチャネルごとに補正することも行われている。

7.6 コンソール（コンピュータシステム）

　装置全体を制御しているのが**コンピュータシステムを内蔵した**コンソールである。コンソールは，システム全体の制御卓で，キーボードや画像表示装置（モニタ）を持ち，シーケンス制御とデータ処理を担当する。

　（**a**）　**シーケンス制御**　　シーケンス（sequence）とは順序のことで，メインコンピュータは

　　① X線の発生
　　② 架台の回転
　　③ 寝台の移動
　　④ データの収集

などの画像収集に関わるスキャンシーケンスを必要な順番に従って制御している。また，画像の表示，保管などについても矛盾なくデータが流れるように，シーケンスの基本的な部分の制御を行っている。

　（**b**）　**データ処理**　　データ収集部から送られてきたデータは**画像再構成装置**に入力され，前処理，コンボリューション演算，逆投影の順番で断層像に再構成される。演算結果は表示部に出力され，画像としてモニタ上に表示される。演算結果は同時に**画像記憶装置**（短期：HD，長期：DVD，MOなど）にも出力されて保存される。再構成演算では，膨大な量のデータを高速で計算することが必要なため，画像再構成装置はメインコンピュータとは別に置かれていることが多い。最近のX線CT装置は，データ収集直後にほぼリアルタイムで断層像を表示できるようになっているが，これにはコンピュータの技術進歩が大きく寄与している。

7.7 画像表示装置

　再構成演算部で作られた画像データは，**画像表示装置**に転送されて画像メモリに格納される。画像データは，最終的にD/A変換されてCRTや液晶画面上に画像として表示されることになる。画像表示装置では，一断層面を表示するだけでなく，その一部を拡大表示したり，空間的にあるいは時間的に関連する画像を同時に表示したり，3次元的に表示したり，多様な画像処理ができるようになっている（統計処理，再再構成，リフォーマット，臨床解析など）。そのため，カラー液晶モニタが使われることが多い。

画像表示装置で重要なことの一つにウィンドウ処理がある。すでに6章で述べたように，被写体内のCT値は−1 000のガス，空気から数百以上の骨まで幅広い領域にわたっている。これを部位と目的に応じて適切に処理するための操作が**ウィンドウ処理**である。その説明を**図**7.12に示す。

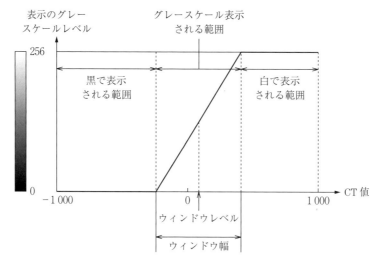

図7.12 ウィンドウ処理の説明図

図7.12に示されるように，CT値上で**ウィンドウレベル**と**ウィンドウ幅**を設定するとウィンドウ幅内のCT値を示す被写体の部分が，そのCT値に応じたグレーレベルで表示され，ウィンドウの下限よりCT値が小さい部分は黒で，ウィンドウの上限よりCT値が大きい部分は白で表示される。CT値の差が小さい部分同士を識別しやすくするためには，ウィンドウレベルをそれらのCT値の平均レベルに設定し，ウィンドウ幅を狭くしてやればよい。

CT技術の進歩で被検者当りの画像枚数が増加したため，従来は画像をレーザーイメージャでフィルムに撮影して読影するのが一般的であったが，最近では読影用のモニタ上で直接診断することが多くなった。

7.8　寝　　　台

寝台は，被検者を載せて架台内部に送り，撮影部位に応じて必要な位置を決め，さらに撮影方法に応じて所定の範囲を所定の速さで移動させたり止めたりするという機能を担っている。また，寝台は被検者の乗り降りが容易なように上下に移動するようになっている。最近では，対象部位を撮影中心に合わせるため左右に動く機能を持つものもある。

適切な撮影方法の選択，適切な位置決め，適切な範囲および移動速度の選択には，その背

景となる被検者や解剖に関する知識と経験が必要になる。寝台操作も診療放射線技師の重要な仕事の一つである。

7.9 投　光　器

X線CT装置では，検査の位置決めのために架台前面に沿って上部および側方から寝台の方向に十字のライン状の光を照射する装置がついている。これを**投光器**（外部投光器）という。これを用い，被検者の撮影部位を撮影領域の中心に，まっすぐに，目的の角度に合わせることができる。外部投光器で合わせた位置から撮影断面まで自動的に送り込む機能がある。

また，撮影断面を示す光を照射する投光器（内部投光器）が架台内部にあり，直接撮影断面が目的どおりになっているかを確認できる。これらの光には，正確に位置決めできるよう細いラインの描けるレーザー光が使われている。光を直視しないよう注意が必要である。

7.10　その他の構成要素・機能

7.10.1　ガントリ

被検者を撮影するための中心となる構造物で，架台，スキャナ本体などとも呼ばれる。回転部とそれを支える固定部からできている。**X線管**，**高電圧発生装置**，検出器，**DAS**など回転部に搭載されるものは高速化に伴い遠心力の影響を強く受けるので，その対策も重要となってくる。ガントリの中心部分は，被検者が入るため円形に空いている。ガントリ内部は高速で回転するのでカバーで覆われているが，この中心の空間の直径を開口径という。これは，被検者のポジショニング，大きな人のためにできるだけ大きいほうが望ましい。しかし，そのために構造物を大きくすると，設置する場所の制限や，遠心力の影響も強く受け限界がある。

7.10.2　チルト機構

ガントリの回転部を被検者に対し前傾および後傾させる機構で，前傾，後傾とも20°〜30°ほど動かせ，頭部撮影ではOMラインを正確に合わせる目的に利用することが多い。

7.10.3　リファレンス検出器

投影データの被検者入力前のX線強度を検出するための検出器で，X線光学系の近くに配置され，その出力はDASに入力される。

7.10.4 レーザーイメージャ

現在では，モニタ診断が多く行われてきているが，まだほとんどの施設で検査終了後適切な画像表示条件（WL：ウィンドウレベル，WW：ウィンドウ幅）を調整し，必要に応じて画像処理を行ってイメージングフィルムに記録することも行われている。この記録する装置をレーザーイメージャという。

7.10.5 位置決めスキャン

X線管と検出器が被検者を挟んで上下に配置されたところで止まり，薄いX線ファンビームを連続して照射する。そのX線ファンビームの中を，被検者の撮影部位が寝台とともに通過する。すると撮影しようとする部位を含んだ少し広めの，**図7.13**のような一般X線単純写真に似た画像が得られる。スキャノスコープ，スカウトビュー，トポグラムなどCTメーカーにより呼び方が異なる。

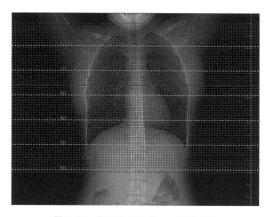

図7.13 位置決めスキャン画像の例

演 習 問 題

（7.1）X線CT装置の世代で誤っているのはどれか。二つ選べ。
1. 第一世代と第二世代のスキャン方式は同じである。
2. 世代が進むにつれてスキャンスピードは速くなる。
3. ヘリカルスキャンは第三世代でしかできない。
4. 現在の主流は第四世代である。
5. 第五世代では心臓の撮影ができる。

（7.2）誤っているのはどれか。二つ選べ。
1. ファンビームの厚さの調整にウエッジフィルタが用いられる。
2. 検出器の幅より狭いスライス厚を得ることはできない。

3. X線管の実効焦点サイズは画質に関係する。
4. 架台を高速回転させて一定の画質を得るためには大容量のX線管が必要になる。
5. 高周波インバータを用いると高圧発生器を小型化できる。

(**7.3**) X線CT装置で正しい組合せはどれか。二つ選べ。(60.16a)
1. X線管 ──────────── 固定陽極
2. X線高電圧装置 ──────── 単相全波整流方式
3. X線検出器 ────────── 半導体
4. 画像処理装置 ──────── A/D変換器
5. ガントリ ──────────── チルト機構

(**7.4**) X線CT装置のガントリ回転部に含まれないものはどれか。(66.20a)
1. X線管
2. X線検出器
3. コリメータ
4. ビームトリマ
5. レーザーポインタ

8. ヘリカルスキャン

　X線CTは，MRIの出現で一時その相対的価値が低下し，いずれ不要になるのではないかと危惧されたこともあるが，**ヘリカルスキャン**の登場でその価値が飛躍的に高まり，その後のマルチスライスCTの開発へとつながり，いまでは臨床になくてはならない機器の一つとして，その地位を確立している。
　本章では，ヘリカルスキャンについて解説する。

8.1　ヘリカルスキャン

　ヘリカルスキャンとは，被検者を載せた寝台を移動させながらX線管と検出器を連続的に回転してスキャンする撮影方式のことである。**図8.1**は，複数断面，多断面を撮影する場合の従来のスキャン方式（この方式を**コンベンショナルスキャン**方式と呼ぶこともある）とヘリカルスキャン方式を模式的に示したものである。図（a）の従来方式では，1断面を撮る間は寝台が静止している。寝台が静止した状態でX線管と検出器を回転して投影データを取得する。こうして1断面の撮影が終わると寝台をつぎの断面位置に移動し，静止してからつぎの断面を撮る。この繰り返しで多断面のスキャンを行う。これに対して，図（b）のヘリカルスキャンでは，寝台は連続的に移動し，X線管と検出器も連続的に回転して投影データを連続的に取得していく。

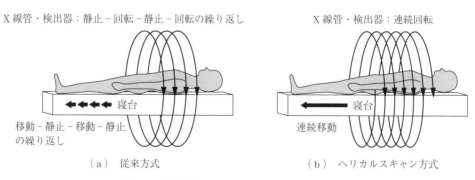

図8.1　従来方式とヘリカルスキャン方式の模式図

46   8. ヘリカルスキャン

　従来は，X線管に電力を供給するためのケーブルがあったために連続回転ができなかった。**スリップリング**という，モータのブラシと整流子と同じ考え方の電力供給方式によって連続回転が可能になった。これがヘリカルスキャン実現の一つの要因になった[†]。

8.2　ヘリカル補間再構成

　ヘリカルスキャンでは，寝台が常に移動しているので移動方向に垂直な断面の投影データは直接は得られない。必要なデータは補間によって求め，補間によって得られたデータを用いて断面画像の再構成を行っている。**データ補間**の考え方を示したのが**図 8.2**である。ヘリカルスキャンの軌跡を真横から見ると，図中のジグザグの線になる。断面 X の真の投影データは c_x のところにしかないが，必要なデータを断面 X の前後のデータ，例えば a_1，a_2 から a_x を，b_1，b_2 から b_x を補間によって求める。これが代表的な**補間法**であるが，これ以外に複数のデータを用いて補間する方法や，外挿してデータを求める方法もある。

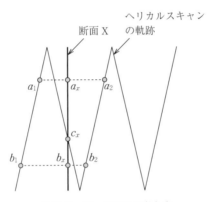

図 8.2　データ補間の考え方

▶▶▶応用・発展 ─────────────────────────

360°補間法と 180°補間法：ヘリカル CT で断面の投影データを補間で求める方法として「360°補間法」，「180°補間法」ということが出てくることがあるので，簡単に説明しておく。あるところを 0°とすると，投影データはスキャンが進行するに従って各角度のデータが取得され，360°回転すると空間的にはヘリカルピッチ分ずれて同じ角度のデータが取得される。このときちょうど 180°角度の違うデータは，通る軌跡は同じであるが反対向きの投影データになって

─────────────
[†]　スリップリング CT とヘリカルスキャン：スリップリング CT ができてすぐヘリカルスキャンが実現したわけではない。従来，CT では投影データ間の整合性を確保するため，投影データ取得中には被検者を静止させておくのが常識であった。そのような状況下で，スリップリング CT を開発していた日本の技術者が，寝台を動かしながら連続回転で投影データを取得し，各断面に必要な投影データは補間で求めればよいということを考えて特許を取得し，これを世界に先駆けて実現した。常識に捉われない発想の切り替えがヘリカルスキャンを実現させたといえる。

いる。空間的にはヘリカルピッチの1/2のずれがある。この様子を示したのが**図8.3**である。この図では，同じ方向からのデータを直接データ，180°すなわち逆向きのデータを対向データとしている。太い実線で示した断面に対して，図（a）に示されるように，ヘリカルピッチ分ずれた直接データを用いて補間データを算出する補間法を360°補間法といい，図（b）に示されるように，1/2ヘリカルピッチずれた直接データと対向データの両方を用いるのが180°補間法である。180°補間法を対向ビーム補間法ともいう。この図からわかるように，360°補間では720°分すなわち2回転分のデータが必要である。180°補間では対向ビームのデータを用いるので，およそ1.5回転分のデータで再構成が可能になる。

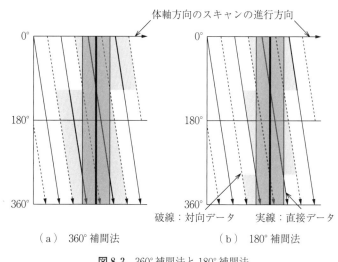

（a） 360°補間法　　（b） 180°補間法

図8.3　360°補間法と180°補間法

8.3　ヘリカルピッチと実効スライス厚

検出器が1列のヘリカルスキャン装置の場合，1回転の間の寝台移動距離をX線ファンビームのコリメーションで決まるスライス厚で割った値を**ヘリカルピッチ**という。ヘリカルピッチを大きくすれば一定の範囲をカバーする時間は短縮されるが，あまり大きくすると画像が劣化してしまうので，通常ヘリカルピッチは2.0以下で用いられている。微小なターゲットの体軸方向の感度分布をとると，**図8.4**に例を示すように，ヘリカルピッチが大きくなるに従って分布が広がってくる。これは，ヘリカルピッチによって実効的にスライス厚が変わったと考えることができるので，これを**実効スライス厚**という。

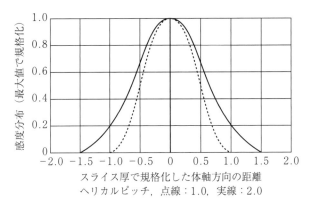

図 8.4 ヘリカルピッチと感度分布

▶▶▶応用・発展

ピッチファクタ：シングルスライスヘリカルスキャンの場合のヘリカルピッチとは，X線ビーム幅に対するX線管1回転当りの寝台移動距離の割合を表したものである。しかし，マルチスライスCTの導入により，いろいろなピッチの考え方が登場し混乱したため，2003年にIECで国際的に統一された。それはビームピッチと呼ばれていたもので，X線管1回転当りのX線ビーム幅（使用検出器列の合計）に対する寝台移動距離の割合，つまりシングルスライスヘリカルスキャンでのヘリカルピッチの考え方と同じことになった。これをピッチファクタと呼ぶ。まだいろいろな呼び方が残っているが，徐々に統一されてきている。

ヘリカルスキャンが登場するまでは，空間分解能は断面内（x, y面）での分解能を指し，体軸方向（z方向）はスライス厚で議論されていた。ヘリカルスキャンの登場で体軸方向に連続なデータ取得が可能になったことによって，体軸方向の空間分解能という考え方が出てきた。3次元画像では非常に重要なことである。体軸方向の分解能は，基本的には実効スライス厚に対応すると考えてよい。

8.4 ヘリカルスキャンの特長：高速性，連続性

ヘリカルスキャンの特長は端的にいうと，高速性と連続性の二つといえる。寝台移動中に投影データを連続的に取得するので，必要な領域をスキャンする時間が従来方式に比べ大幅に短縮され，動きに強くなり，被検者負担も軽減された。また，データが連続的に取得できているので，同等レベルの画質の断層像が任意の位置で得られることで，見落としも軽減し，アーチファクト（ステアステップ，きしめん）の少ない3次元画像が得られ，臨床に実用されるようになった。この臨床的意義は極めて大きい。

▶▶▶応用・発展──────────────────────────────

リアルタイム表示：ヘリカルスキャンが可能となった一つの要因として，X線管と検出器が対向して被検者の周りを連続的に回転できるようになったことがある。これはスリップリングのお蔭であることはすでに述べたが，連続回転ができることで，さまざまな新しい臨床応用アプリケーションが可能となった。そのもととなる技術がリアルタイム表示機能である。

　同じ場所を連続的に撮影する場合を考える。最初の1回転（ハーフスキャンであれば約半回転）でいったんその断面を再構成すると，同じ断面の少しだけ時間のずれた画像はその時間分回転したデータを，すでに取ったデータと合わせて再構成することで作成できる。これは，1回転分再構成するよりずっと早く再構成できるので，ほとんどリアルタイムに再構成画像が得られることになる。これを利用してさまざまな臨床応用アプリケーションが開発されている。詳細は15章を参照すること。

──────────────────────────────────────

演 習 問 題

(8.1) ヘリカルCTについて誤っているのはどれか。
1. 寝台を移動しながら連続して投影データを取る。
2. ある領域を高速でスキャンできる。
3. 再構成には投影データの補間演算が必要になる。
4. スライス厚は寝台移動速度で決まる。
5. スリップリングが必須である。

(8.2) シングルヘリカルCT装置で同一範囲を連続スキャンする場合，被ばく線量が最も多くなる撮影条件はどれか。(58.78p)

	管電流〔mA〕	回転時間〔s/回〕	スライス厚〔mm〕	寝台移動速度〔mm/s〕
1.	100	1	2	1
2.	100	2	2	2
3.	100	2	5	5
4.	200	1	1	2
5.	200	2	1	2

(8.3) 単列検出器のヘリカルCT装置で，ビームコリメーション10 mm，ヘリカルピッチ2で撮影する場合，ガントリ1回転当りのテーブル移動距離〔mm〕はどれか。(65.19a)
1. 0.2
2. 5
3. 8
4. 12
5. 20

8. ヘリカルスキャン

(8.4) ヘリカル CT の特徴で正しいのはどれか。(53.22a)

a. X 線管の反転運動と寝台移動とを交互に行う。
b. 360 度補間再構成法は連続した 2 回転分のデータを用いる。
c. 任意のスライス面の画像再構成ができる。
d. スライス厚と寝台移動量〔mm/1 回転〕との比は変えられない。
e. スリップリングは寝台移動の制御に用いる。

　　1. a, b　　2. a, e　　3. b, c　　4. c, d　　5. d, e

9. マルチスライス CT

ヘリカル CT の登場により，CT の新たな利用価値が創造された。それをさらに大きく発展させたのが，マルチスライス CT である。従来の X 線 CT は，図 9.1（a）に示すように，数百チャネルの検出器アレイが 1 次元に並んでおり，1 回のスキャンでは 1 断面の投影データしか得られなかった。これに対して図（b）のようにスキャン面に垂直な方向に複数の検出器を有し，1 回のスキャンで複数断面の投影データが得られる CT を**マルチスライス CT**（MSCT または MDCT：multi detector row CT）といい，従来の CT をシングルスライス CT（SSCT または SDCT：single detector row CT）という。

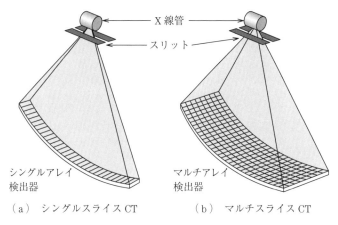

（a）シングルスライス CT　　（b）マルチスライス CT

図 9.1　シングルスライス CT とマルチスライス CT

本章では，マルチスライス CT について解説する。

9.1　スライス厚

マルチスライス CT では，上部コリメータでスライス厚を決めるのではなく，複数ある検出器列をどのように組み合わせて使用するかでスライス厚を変えることができ，薄いスライスから厚いスライスまでをカバーできるようになっている。

図 9.2 は，16 列のマルチスライス CT 用検出器の構成例を示したものである。中央に 0.5

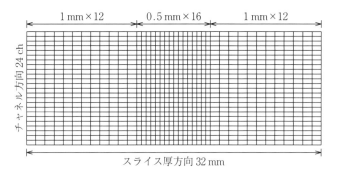

図 9.2 16 列マルチスライス CT 用検出器の構成例
（東芝メディカルシステムズ（株）製 16 列）

mm 幅の検出器が 16 列，その両側に 1.0 mm 幅の検出器が 12 列ずつ並んでいる。0.5 mm スライスでスキャンする場合は中央の 0.5 mm 幅の検出器 16 列のみを使用し，1 mm スライスでスキャンする場合は中央の 0.5 mm の検出器 2 個を束ねて 1 個として扱い，これと左右の 1 mm 幅の検出器を 4 個ずつ用いて 16 列とする。さらに，2 mm スライスでスキャンする場合は，中央部は 4 個ずつ，両脇は 2 個ずつ束ねて 16 列の投影データ取得を行うようになっている。同時に収集できる列数は，検出器の列数ではなく DAS の列数で決まる。

検出器のスライス厚方向の長さと，その組合せ方は CT メーカーによりさまざまである。X 線ビームはデータ収集に寄与する検出器列だけに照射され，余分な被ばくがないように上部コリメータ（スリット）で制御されている。ただし，実際には必要とする検出器の幅より若干広めに当たるよう制御されている（オーバビーム）。これは，X 線ビームの端のほうは半影となるため内側の本影部分の当たる列との照射線量差が大きくなり，ヘリカル時の画質に影響が出るのを軽減するためである。

9.2 コーンビーム再構成法

マルチスライス CT で体軸（z 軸）方向の検出器数が増えてくると，体軸に対する X 線ビームの広がり角（**コーン角**）が大きくなり（**コーンビーム X 線**），シングルスライスの場合と同様な再構成法は適用できない（周辺部でアーチファクト）。

このため，図 9.3 に示すように，複数の検出器の投影データから，断面の各部に隣接する X 線ビームを検出する 2 個あるいは複数の列の検出器のデータを用いて，その部分を再構成するという方法が用いられている。この**コーンビーム再構成法**を **Feldkamp 法**という。

各部分で最も近い 2 個の検出器の列のデータを用いる場合は，図の断面の再構成にその断面の部分によって，検出器 1, 2，検出器 2, 3，あるいは検出器 3, 4 の列のデータが用いられる。

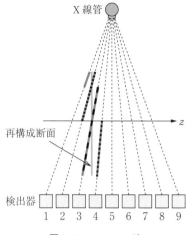

図 9.3 Feldkamp 法

▶ ▶ ▶ 応用・発展

マルチスライス CT とシングルスライス CT の雑音特性：シングルスライスの場合は検出器に入った生データをそのまま再構成に使うのに対して，マルチスライスでは上に説明したようにある断面のデータを作成するのに隣接する複数の検出器の生データから補間法で再構成用のデータを作る。この際，信号は相関があるが，雑音は無相関であるため S/N が改善される。一方，厳密にいうと，体軸方向のビームの広がりで散乱線雑音は増加する方向であるが，検出器の列間にコリメータがあるため散乱線雑音の増加はあまり大きくない。結果的に S/N はマルチスライスのほうが良くなる。

9.3 マルチスライス CT の特長

マルチスライス CT では 1 回転で複数の断面が撮影できる。そのため，ヘリカルスキャンを行うと広い範囲を短時間で撮影できるのが一つ目の特長である。

肺野も 1 回の息止めの間に撮影ができ，呼吸性移動のない画像を得ることができる。シングルスライス CT でも可能ではあったが，より短い時間で撮影可能なので，より薄い断面での撮影が可能となる。そこで，最初の診断は従来と同様の厚い断面で再構成した画像で行い，病変が見つかったら，薄い断面で再構成をやり直すことで精密検査と同等の画像が得られる。従来は精密検査には再撮影が必要であったが，再撮影することなく詳細な診断ができる。また，小児の撮影や救急で体動を押さえられない被検者の撮影にも威力を発揮する。

検出器の大きさで体軸方向の分解能が決まるので，これを小さくすることで体軸方向の分解能を高めることができる。シングルスライス CT では上部コリメータ（**スリット**）や下部

コリメータ（ビームトリマ）などを使ってもせいぜい 1～2 mm スライス厚を実現するのが限界で，広い範囲を撮ろうとすると撮影時間も非常に長くかかる。しかし，現在のマルチスライス CT では，検出器の体軸方向の最小幅は 0.5～0.625 mm ほどになっており，通常の横断面像（アキシャル面）での分解能と同等の分解能が体軸方向でも得られ，x, y, z の三方向でほぼ等しい**等方性ボクセル**が得られ，**等方性イメージ**（isotropic image）が実現できる。そして，その薄さで多くの断面が同時に撮れるため，任意断面での画像表示，3 次元画像表示が高精度で，短時間で得ることができる。これが二つ目の特長である。

このため，冠動脈撮影で心臓を短時間でごく薄いスライスで撮影し，3 次元画像を作成し冠動脈の狭窄があるかどうかの判定も広く行われるようになった。詳細は 15 章を参照されたい。

9.4 マルチスライス CT の発展

マルチスライス CT の列数は 4 列から始まり，8 列，16 列，32 列，64 列，そして普及型として 2 列も作られるようになった。体幹部の撮影には 16 列，心臓の撮影をするのであれば 64 列がよく使われるようになった。

しかし，冠動脈の撮影をさらに短時間で，そして精度良く狭窄を判定できるような改良が進められ，256 列や 320 列の X 線 CT が開発された。心臓領域をヘリカルスキャンすることなく 1 回転で撮れるようになった。また，どんな被検者でも心臓の動きを止めて見えるようにするため，さらなる架台回転速度の高速化が図られ，いまでは 1 回転が 0.27 秒も可能となった。さらに，以下の図 9.4 のような 2 管球 CT が開発され，従来の倍の時間分解能が可能となった。一方で AEC など，さまざまな被ばく低減化技術（14.4 節参照）が盛んに研究開発されている。

▶▶▶応用・発展
2 管球 X 線 CT：図 9.4 に示すように，2 組の X 線管とアレイ検出器を有する**2 管球マルチスライス CT** も登場している。検出器 1, 2 で大きさは違い，検出器 1 は通常の大きさで，検出器 2 は少し小さめになっている。検出器 2 のカバーする撮影領域では，4 分の 1 回転するとハーフ再構成の断層像が得られるので，時間分解能が高く，心臓の撮影に適している。また，二つの X 線管のエネルギーを変えて撮るとデュアルエナジー像が撮影できる。その臨床的効果は 15 章を参照されたい。

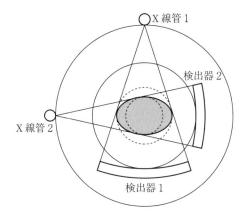

図 9.4　2 管球 X 線 CT

▶▶▶応用・発展

X 線診断装置による 3D アンジオ：X 線診断装置による血管造影検査に CT 技術が利用されているものがある。図 9.5 に示すような一般に C アーム装置と呼ばれる装置を用いて X 線管と FPD（flat panel detector）（I.I のものもある）をゆっくり回転させながら被写体の投影データを撮り，このデータから原理的に CT 装置の再構成に用いられる方法と共通する再構成法を用いて断層像を求め，この断層像から 3 次元の血管像を映像化する方法である。3 次元画像であるため視点を自由に変えてみることで，投影像とは異なる情報を得ることができる。X 線 CT の技術はこのような形でも診断に活用されている。

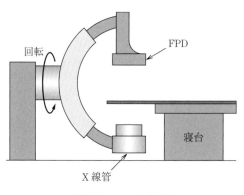

図 9.5　C アーム装置

演 習 問 題

(9.1) マルチスライス CT で誤っているのはどれか。
1. 大幅な撮像時間の短縮が可能である。
2. ボリュームデータの取得が容易になる。
3. スライス厚は検出器幅で決まるので変えられない。
4. データ数が増えるので高速のデータ処理が必要である。
5. X 線の利用効率が上がる。

(9.2) 4 列マルチスライス CT で誤っているのはどれか。(56.21a)
1. 4 個の X 線管を持ち同時スキャンする。
2. 4 スライスを同時収集できる。
3. 4 系統の DAS（data acquisition system）を持つ。
4. スライス厚は検出素子列の組合せで決まる。
5. アイソトロピックイメージが可能である。

(9.3) マルチスライス CT で正しいのはどれか。二つ選べ。(58.20a)
1. X 線ビームトリマは X 線検出器の前面に位置する。
2. コーン角によるアーチファクトは発生しない。
3. 画像再構成法としてフラクタルが使用される。
4. 再構成用検出器は 2 次元マトリックス構造を有する隔壁で区切られている。
5. 複数の DAS（data acquisition system）を有する。

(9.4) マルチスライス CT のハードウェアで誤っているのはどれか。(66.22a)
1. スリップリング機構を採用している。
2. 検出器では X 線を電気信号に変換する。
3. 患者寝台は精密な移動速度が要求される。
4. 撮影可能な最大径はガントリ開口径と等しい。
5. ガントリの円筒状フレームは遠心力に耐える能力がある。

10. 3次元画像処理

われわれが普段目にしているのは3次元画像であり，2次元画像に比べて各段に情報量が多い。そのため，断層像という2次元画像しか表示できなかったころから3次元表示に対する要求は根強くあった。それが各画像診断装置と周辺技術の進歩によって，いまでは各画像診断装置で比較的容易に3次元表示が行われるようになってきている。

以下，X線CTにおける3次元画像処理について，基本的なことがらを解説する。

10.1 3次元画像処理

3次元画像処理の前提は3次元的な画像情報が得られていることで，X線CTにおいては，まず，**図10.1**のように，体軸方向に多数の断層像を撮り，それをメモリ空間上で積み重ねることで3次元情報とする。これをボクセルデータという。**ボクセル**（voxel）とは，3次元画像を構成する最小の3次元的な画素のことである。**ボクセルデータ**にいろいろな処理を行うことで3次元表示が行われる。このとき，断層像のスライス厚が以後の3次元画像処理で得られる画質に密接に関係する。理想的には，断層像のピクセルサイズと同じスライス厚であると良好な3次元画像が得られる。

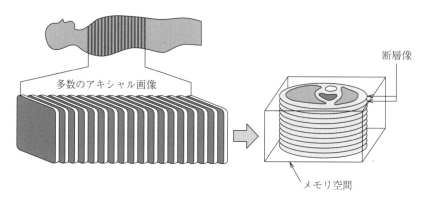

図 10.1　3次元データの取得とボクセルデータの概念図

10. 3次元画像処理

3次元画像処理としてよく用いられるものを列記すると，つぎのようになる。

① **多断面再構成（MPR）** →任意断面表示
② **サーフェスレンダリング** →3次元表現表示
③ **ボリュームレンダリング** →3次元表現表示
④ **最大値投影（MIP）** →投影値表示

10.2 多断面再構成（MPR）

図 10.1 に示された3次元情報から任意の断面の情報を得る処理のことを **MPR（multi planar reconstruction）** という。その例を**図 10.2** に示す。左下が体軸に垂直な通常の断層像（アキシャル像）で，右上，左上はそれぞれアキシャル像上のAの線およびBの線の断面を示している。それぞれサジタル像，コロナル像といい，体軸に平行な断面である。右下の右側の画像は左側の画像上矢印で示す曲がった冠動脈に沿って再構成を行い，その断面を直線で示したものである。これをカーブドMPR（CPR：curved planar reconstruction）像という。このように，目的に応じて任意の断面が表示できる。

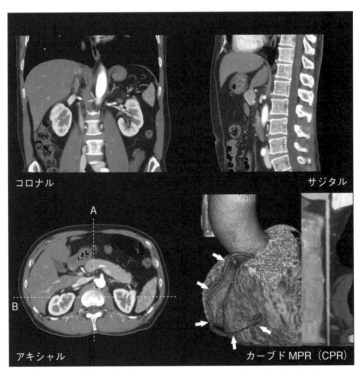

図 10.2 多断面再構成（MPR）（CPR データ提供：株式会社 AZE）

▶▶▶応用・発展

断面像の呼び名：図10.3のように体軸方向をz，正面方向をx, yとすると，xy面（横断面）：**アキシャル（axial）像**，xz面（矢状断面）：**サジタル（sagittal）像**，yz面（冠状断面）：**コロナル（coronal）像**，斜断面：**オブリーク（oblique）像**という。

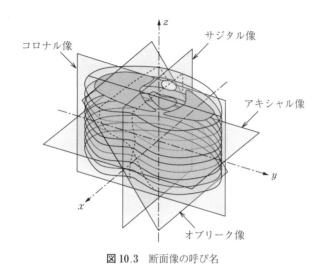

図10.3　断面像の呼び名

10.3　サーフェスレンダリング（SR）

レンダリング（rendering）とは「表現」の意味で，サーフェスレンダリング（SR：surface rendering）とは「表面の表現」，すなわち「表面表示」という意味になる。CT値のある値以上のものだけを抽出することを**しきい値処理**というが，頭部画像に適切な値のしきい値処理を施すと頭蓋骨だけが残る。これにある方向から光を当て陰影を施して表示すると，**図10.4**のような立体的な画像になる。このような処理では表面が表示されるので，この3次元処理をサーフェスレンダリングという。この画像のように，断層像からでは直感的には把握しがたい解剖学的な構造が非常にわかりやすく表現される。

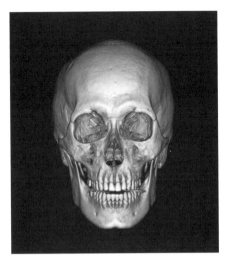

図10.4 頭部のサーフェスレンダリング画像

10.4 ボリュームレンダリング（VR）

単純にしきい値で分けるのではなくCT値の値によって透明度や色調を変える処理を行うと，対象のボリューム全体の情報が3次元的に表現できる。この処理をボリュームレンダリング（VR：volume rendering）という。ボリュームレンダリングによる心臓の3次元像の例を図10.5に示す。

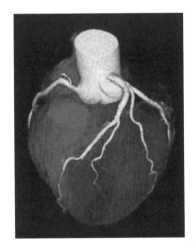

図10.5 心臓のボリュームレンダリング画像

ボリュームレンダリング像を作るとき**オパシティ**（opacity）の調整を行うが，オパシティとは不透明度のことであり，透明度と混同しないように注意する必要がある。

10.5 最大値投影,ミニップ,レイサム

視線方向を定めその方向の最大値を表現する方法を最大値投影(**MIP**:**maximum intensity projection**)という。図 10.6 に冠動脈の MIP 像の例を示す。透視像ではあるが,造影された血管と心筋の位置関係が 3 次元的に把握できる。同様に最小値を表現する方法をミニップ(**MinIP**:**minimum intensity projection**)といい,肺の気管を見るときなどに使われる。一般 X 線撮影のように,投影値を積算して表現する方法をレイサム(raysum)といい,一般 X 線写真との比較などに使われる。

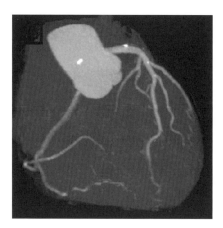

図 10.6　冠動脈の MIP 画像

10.6　仮想内視鏡(**VE**:**virtual endoscopy**)

図 10.7 は,実際の内視鏡画像のように管腔内を 3 次元的に見られるよう処理した表現方法で,フライスルーともいう。大腸内視鏡や気管支鏡の代わりに侵襲性の少ない診断ができる方法として臨床利用されている。特に,仮想大腸内視鏡(virtual colonoscopy)は 15 章で説明している CT コロノグラフィ(CTC)に使われており,最近脚光を浴びている。

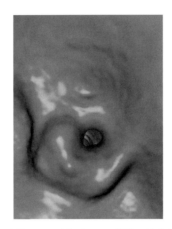

図 10.7 大腸の VE 画像（データ提供：株式会社 AZE）

演 習 問 題

(**10.1**) X 線 CT の 3 次元画像について誤っているのはどれか。二つ選べ。
1. MPR とは最大値投影のことである。
2. 体軸に垂直な断面像にはコロナル像とサジタル像がある。
3. ノンヘリカルスキャンでも 3 次元画像が作れる。
4. マルチスライス CT の出現で 3 次元データの取得が容易になった。
5. サーフェスレンダリングにはしきい値処理が使われる。

(**10.2**) 冠動脈 CT に用いられる画像表示法はどれか。二つ選べ。（62.80p）
1. VE
2. VR
3. 2 値化
4. Raysum
5. Curved MPR

(**10.3**) X 線 CT の 3 次元画像表示法に用いられるのはどれか。（54.64p）
a. 最大値投影法（MIP）
b. フェーズコントラスト法
c. エネルギーサブストラクション法
d. ボリュームレンダリング法
e. 多断面変換（MPR）

   1. a, b, c   2. a, b, e   3. a, d, e   4. b, c, d   5. c, d, e

11. 画質パラメータ

グレースケールで表示される画像の画質を決める要因は大きく分けると
① **空間分解能**
② **スライス厚**
③ **コントラスト分解能**
④ **信号対雑音比（S/N）**
⑤ **時間分解能**

の五つになる。さらに
⑥ **アーチファクトの有無**

も画質にとっては重要であるが，これは章を分けてまとめることにする。

11.1 空間分解能と高コントラスト分解能

空間分解能とは，「どれだけ小さいものまで空間的に識別が可能か」ということである。例えば，小さな物体2個をだんだん近づけていった場合に，1.2 mmまでは何とかそこに2個あることが識別できるが1.0 mmになると2個がつながって見える場合，分解能は1.2 mmということになる。空間分解能を決定する要因は，**投影データ**を取得する段階の要因と再構成の段階での要因とに大別できる。

11.1.1 空間分解能の支配要因

（a）投影データの要因（幾何学的要因）　図11.1は，投影データ取得時の要因の説明図である。

検出素子はある幅を持っており，またX線管の焦点もある大きさを持っている。図（a）はX線管の**実効焦点サイズ**が大きい場合，図（b）は実効焦点サイズが小さい場合を示している。検出素子に入るX線束は図中の薄黒色で塗られた幅を持ったX線束となる。X線束の幅は
① X線管の実効焦点サイズ

11. 画質パラメータ

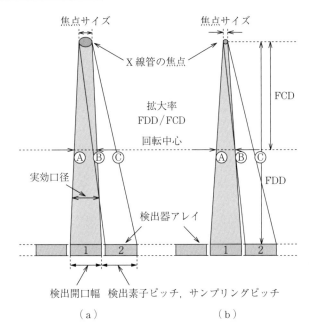

図 11.1 投影データ取得時の空間分解能の支配的要因

② 検出器素子の開口幅
③ 焦点，回転中心，検出器の位置関係

の三つに依存する。これは，線源の実効焦点サイズ，検出器サイズ，および空間的位置という幾何学的な要因であるという意味で，**幾何学的要因**（geometric factor）と呼ばれている。

図（a）のⒶ，Ⓑで示すような位置に二つの物体があるとすると，これらは空間的に分離できないことになる。検出器のピッチを細かくし，素子幅を小さくすること，およびX線管の実効焦点サイズの小さなものを使用することで空間分解能を上げることができる。したがって，検出器がどれだけ細かいか，X線管の実効焦点サイズがどれだけ小さいかは CT の画質性能を決める重要な因子ということになる。

1 個の検出器に入る X 線束の幅は，撮影領域内では検出器の口径より狭く，その大きさは空間的位置によって異なる。この幅をその位置における**実効口径**という。また，データを取るピッチ（**サンプリングピッチ**）も位置により異なり，検出器ピッチよりも細かくなる。現在の CT 装置での検出器によるサンプリングピッチは回転中心でおよそ 0.75 mm から 0.5 mm 程度であり，サンプリングピッチの小さい CT 装置では相当に細かな構造まで識別可能になっている。サンプリングピッチを倍にし，空間分解能を向上させるため，検出器を 1/4 チャネル分中心からずらして配置するオフセットディテクタ法や，X線焦点を左右に振るフライングフォーカス法がある。

11.1 空間分解能と高コントラスト分解能

▶▶▶応用・発展

離散的サンプリング，ナイキスト周波数，折り返し現象：図 11.1 は基本的に検出素子のピッチと空間的な位置で決まるとびとびの値しかデータとして取れないことを示しているが，このように，とびとびの値を取ることを離散的サンプリングという。データのピッチを p とすると，その周波数 f_r は p の逆数であり，その 1/2 をナイキスト周波数という。

$$f_r = \frac{1}{p}, \qquad f_N = \frac{f_r}{2} = \frac{1}{2p}$$

離散的サンプリングの場合，空間周波数がナイキスト周波数 f_N を超える周波数範囲に入るものは正しく再現できなくなり，ナイキスト周波数内の領域に実際とは異なる形で表現されてしまう。この現象を折り返し現象という。

図 11.2 は，検出器アレイの前に周期的な構造物がある場合に，この構造物のピッチによって検出器出力がどのように変わるかを示した図である。構造物のピッチ p_o が検出器ピッチ p_d の 2 倍までは，検出器出力の形は構造物のピッチに対応している。しかし，構造物のピッチがこれより細かくなると，検出器出力の形が構造物のピッチとは異なる形を示すことがわかる。$p_o = 1.5 p_d$ の出力の周期は $p_o = 3 p_d$ の出力の周期に等しい。これが折り返し現象である。

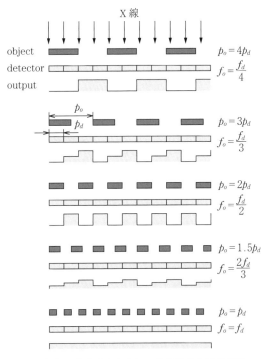

わかりやすくするために，検出器出力は検出器の幅を持つ高さで示してある。

図 11.2 折り返し現象

（b）**再構成段階の要因** 再構成の段階にも空間分解能に関わる要因がある。それは，5章で説明したように，逆投影のやり方によって再構成の結果，特に辺縁のシャープさが変わるからである。コンボリューション関数として空間周波数の高い部分を強調する関数を用いれば空間分解能は上がるが，ノイズが強調されることになる。また，再構成演算のピクセルサイズも原理的には影響する。ピクセルサイズが大きければそのピクセル内の平均値が表示されることになるので，当然ピクセルサイズより小さいものは分離できなくなる。

（c）**表示段階の要因** 再構成演算によって得られたピクセルデータに対して，必要に応じて補間処理や空間フィルタ処理などが行われた後，ビデオ信号に変換されてモニタ上に表示される。この段階も空間分解能に影響を与えうるが，ピクセル情報が保持される適切な表示であれば支配的な要因にはならない。

11.1.2 高コントラスト分解能

X線CT装置では，空間分解能の評価法として，図11.3に示すように，コントラストの明らかに異なる被写体がどれだけ小さくても識別可能かで評価するやり方がある。高いコントラストの識別能力という意味で，**高コントラスト分解能**という。**コントラスト分解能**という言葉が使われているが，これは後述する**濃度分解能**とは異なり，空間分解能を示すものであることは注意が必要である。

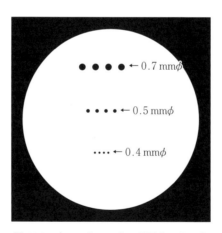

図11.3 高コントラストの被写体による空間分解能の評価

▶▶▶応用・発展―――――――――――――――――

LSF，PSFによる空間分解能の評価：空間分解能の評価法に**広がり関数**（spread function）を用いる方法がある。これはある被写体を画像にしたときにどれだけ空間的に広がるかを表すもので，被写体としては小さな点を用いるやり方と細い線を用いるやり方がある。点に対する広がり関数を**点広がり関数**あるいは**PSF**（point spread function），線に対する広がり関数

を**線広がり関数**または **LSF（line spread function）** という。図 11.4（a）は，スライス面に垂直なごく細いワイヤとその画像上の濃度分布を示しているが，これが PSF である。PSF の 2 次元的な空間的な広がりから空間分解能を 2 次元的に評価できる。一方，図（b）は，スライス面に垂直なごく薄い板とその画像上の濃度分布を示すもので，これが LSF である。LSF では，板に垂直な方向の空間分解能が評価できる。

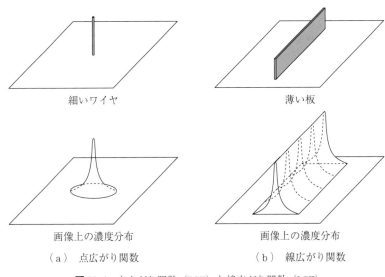

図 11.4　点広がり関数（PSF）と線広がり関数（LSF）

▶▶▶応用・発展

MTF による空間分解能の評価：空間分解能の評価法に振幅伝達関数（MTF：modulation

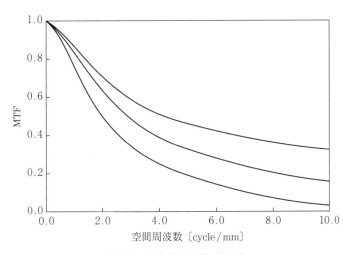

図 11.5　振幅伝達関数（MTF）

transfer function）を用いる方法がある。**MTF**は点広がり関数を空間周波数領域で見たもので，点広がり関数の2次元フーリエ変換の絶対値がMTFであり，**図11.5**のように横軸に空間周波数，縦軸にMTFの値で示される。例えば，ある空間周波数でMTFが0.5ということは，その空間周波数成分は振幅が1/2になって出力されるということを意味している。微細な構造は高い空間周波数成分を持っているので，MTFが高い空間周波数まで伸びているほど空間分解能が良いということになる。ただし，同時に高い周波数成分の雑音も増えることになる。

〔注〕 点広がり関数（PSF）の2次元フーリエ変換は複素関数で，これを**光学伝達関数**（optical transfer function）といい，その絶対値が上述した振幅伝達関数であり，位相成分を**位相伝達関数**（phase transfer function）という。

11.2 スライス厚

スライス厚とは，検出器に入射するX線束のスライス面に垂直な方向の厚さのことをいう。シングルスライスCTでは，基本的にファンビーム厚さ調整用**スリット**（上部コリメータ）の開口幅で決まるが，さらに検出器の前に可変スリットを配置してビーム幅を調整できるようになっている装置がある。これを下部コリメータ（**ビームトリマ**）という。**図11.6**（a）に示すように，ごく薄いスライス厚の場合，X線源（焦点）の大きさが無視できず，スリットを狭めても期待するスライス厚が得られないことがある。このような場合，図（b）のように下部コリメータを狭くするとその幅だけにX線ビームが入射するようになり，この場合は下部コリメータがスライス厚を決めることになる。また，マルチスライスCTの場合は，使用する検出器の幅によってスライス厚が変わるが，これについてはマルチスライスCTのところ（9章）で説明した。図からわかるように，スライス厚は検出器に近いと厚く，

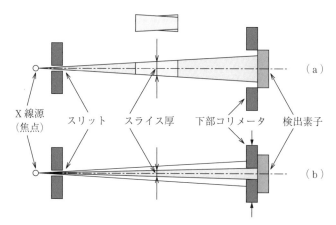

図11.6　スライス厚とスリットおよび検出器の関係

X線源に近いと薄くなっていることがわかる。一般にスライス厚という場合は，撮影中心のスライス厚をいう。

スライス厚によって画像がどのように変わるかを模式的に示したのが**図11.7**である。上段はスライスの断面を，下段はその部分の断層像を示している。図に示されるような丸い球形の構造物が3個とスライス面を縦に横切る脈管状の構造物とがある場合，図(a)のようにスライス厚が厚い場合には，断層像では3個の球形構造物は同一の断層像に重なるように表示されるが，小さな球形構造物は周囲との平均化によってコントラスト差が少なくなり認識しづらくなる。この現象を**パーシャルボリューム現象**（**partial volume phenomenon**）あるいは**部分体積効果**（**partial volume effect**）[†]という。また，脈管はスライス厚内に存

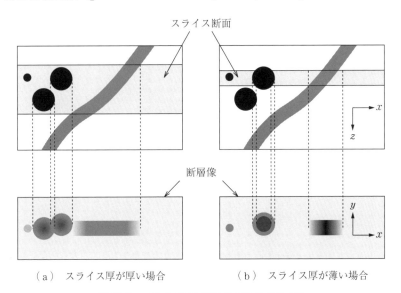

（a）スライス厚が厚い場合　　（b）スライス厚が薄い場合

図11.7 スライス厚と断層像の関係の模式図

---

† パーシャルボリューム現象，部分体積効果：画像は，それを構成するピクセル1個1個があるグレーレベルを与えられ，その集合で表現されている。1個のピクセルのグレーレベルは図に示すピクセル体積による信号に対応しているが，そのピクセル内部が一様でない場合の信号は不均一な値を平均化した値になる。そのため，小さな構造物はコントラストが不鮮明になったり，場合によっては識別不能になったりする。これを部分体積効果などという（英語と日本語の組み合わせでいろいろに使われる）。

X線CTでは，一般にスライス面内のピクセルサイズよりスライス厚方向のピクセルサイズが大きいため，スライス厚によるパーシャルボリューム効果が起きやすい。

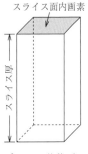

ピクセル体積（スライス面内のピクセルサイズとスライス厚で決まる）

在する長さだけ長く表示される。一方，図（b）のようにスライス厚が薄い場合には，断層像では球形構造物は分離され，小さな球形構造物も周囲との平均化によるボケが少なくなるので，コントラストがついて識別が容易になる。また，脈管もスライス厚内に存在する長さが短いので，短くしかも同一スライス面内にある球形構造物とはある程度離れて存在していることがわかる。例えば，パーシャルボリュームの影響を少なくし，病変部を細かく見たいときはスライス厚を薄くして再撮影し，その部分のみ拡大再構成をする**高分解能 CT** を行うことがある。

　以上のように，スライス厚によって得られる断層像が変わり，空間的な分離，微小なもののコントラストを考えると薄いスライスのほうが良いことになるが，スライス厚が薄くなると検出器に入射する X 線量が小さくなるので S/N が劣化するという問題が起こる。したがって，以上のような事情をよく理解し診断目的に応じてスライス厚を選択する必要がある。

　スライス厚の評価法　　スライス厚の評価方法として，薄いアルミ板を斜めに置いて，それが断層像に写る長さから評価する方法がある。図 11.8 において X 線ビームとアルミ板のなす角を θ とすると，スライス厚は $d \times \tan\theta$ で求められる。d は CT 値プロファイルの半値幅を用いる。ヘリカルのスライス厚は薄いコインまたは微小ビーズを用いて撮影した z 軸方向の感度プロファイルの半値幅で求める。

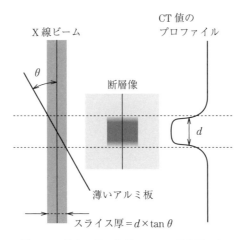

図 11.8　斜めに置いた薄いアルミ板を用いた
　　　　　スライス厚評価法

11.3　濃度分解能と低コントラスト分解能

濃度分解能とは，画像上でどれだけの濃度差まで濃度が違うものとして識別可能かの能力を意味し，コントラスト分解能ともいう。わずかな濃度差まで識別可能である場合に濃度分

解能が良いという。

　X 線 CT 装置は，基本的に組織の X 線減弱係数を **CT 値** として画像にしているので，濃度分解能とはどれだけの X 線減弱係数の違いまで，言い換えればどれだけの CT 値の違いまで画像上で識別可能かを表す能力になる。視覚的に識別可能かどうかは対象の大きさにも依存するので，X 線 CT では，どれだけの大きさでどれだけの CT 値の違いが識別可能かで評価しており，これを **低コントラスト分解能** と呼んでいる。この際，CT 値 1 000 を 100 ％ とし CT 値の差を％で表して，5 ％ の CT 値の差が 5 mm の大きさで識別可能な場合には，5 ％ コントラストで 5 mm が識別可能であるという表現がなされる。また，低コントラスト分解能は雑音レベルにも影響される。

　低コントラスト分解能の評価法　　低コントラスト分解能の評価法には，低コントラスト分解能評価用ファントムを用いた評価がある。評価用ファントムには，JIS によるものや CT 性能評価委員会によるものなどいくつかある。

　図 11.9 は JIS によるファントムの例を示すもので，これは CT 値 50 前後の物質に 10 mmφ，5 mmφ，4 mmφ，3 mmφ，2 mmφ，1 mmφ の穴をあけ，そこを CT 値で 5±1 程度周囲より低い物質で満たしたものである。これをスキャンして，どの穴径まで識別可能かで低コントラスト分解能を評価する。

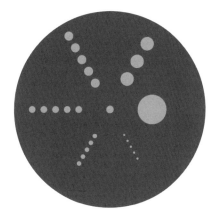

図 11.9　低コントラスト分解能評価用ファントム

11.4　X 線 CT における雑音と標準偏差

11.4.1　X 線 CT における雑音

　水ファントムのような均一な被写体の CT 画像にも，画素間にランダムな濃淡が現れることがある。これは雑音によるもので，その発生源は X 線の発生・検出過程における空間的・

時間的なランダムな変動と電気回路で発生する電気的な雑音とに大別される。しかし，電気的な雑音は影響しないレベルに抑制されているのが一般的で，支配的なのはX線の発生・検出の過程における空間的・時間的な変動である。この雑音は統計的な揺らぎを持つので，**統計雑音**（statistical noise）と呼ばれる。また，この揺らぎは検出されるX線量子（フォトン）の数の変動であるので，**量子雑音**（quantum noise），あるいは**フォトンノイズ**（photon noise）とも呼ばれる。

11.4.2 雑音と標準偏差

雑音は均一な媒質の画像上でピクセルごとのCT値の変動をもたらすが，雑音の程度を表すのにCT値の**標準偏差** σ[†1]が用いられる。標準偏差 σ はつぎの式 (11.1) で表される[†2]。

$$\sigma \propto \frac{1}{(BDhw^3)^{1/2}} \tag{11.1}$$

ここに，B は被検者のX線透過割合，D は最大表面線量，h はスライス厚，w は再構成ピクセル幅である。

式 (11.1) から，以下のことがいえる。

① 被写体厚が薄いほど B が大きくなるので，σ は小さくなる。すなわち，**信号対雑音比**（S/N）が良くなる。$\sigma \propto B^{-1/2}$

② 表面線量が大きいほど σ は小さくなる。$\sigma \propto D^{-1/2}$

③ スライス厚が厚いほど σ は小さくなる。$\sigma \propto h^{-1/2}$

④ ピクセル幅が大きいほど σ は小さくなる。$\sigma \propto w^{-3/2}$

σ は B, D, h に対して $-1/2$ 乗の比例関係にあるが，w に対しては $-3/2$ 乗なので，w の影響は特に大きい。h と w が大きいほど σ が小さくなるということは，空間分解能と S/N がトレードオフの関係になっていることを意味している。また，X線の減衰は指数関数的に起こるので，被写体が大きくなると B が小さくなり S/N が劣化するので，被写体の大きさの影響は大きい。

以上見てきたように，X線CT装置の画質パラメータである空間分解能，スライス厚，低コントラスト分解能，信号対雑音比（S/N）は相互に関係しており，一方を良くすればもう一方は悪くなるというトレードオフの関係にある。したがって，どのような条件でスキャ

[†1] 標準偏差（standard deviation）：測定データが x_1, x_2, $\cdots$, x_n でその平均値が μ のとき，標準偏差 σ は次式で表され，データのバラツキを表す。

$$\sigma = \left\{ \frac{\sum (\mu - x_i)^2}{n} \right\}^{1/2}$$

[†2] Newton, T. H. and Ports, D. G. eds.： "Radiology of the scull and brain", Technical Aspect of Computed Tomography, p.4237, Mosby (1981) より引用。

ンするのが良いかは，診断部位と診断目的に応じて選択することが必要になる。そのためには，上述した各性能パラメータの物理的な意味を理解し，お互いにどのような関係にあるのかをしっかり把握しておくことが重要である。

▶▶▶応用・発展─────────────────────────────

SD 値：CT 画像では，**SD 値**がいくらかという表現がよく用いられる。この SD は standard deviation である。水ファントムのような均質な被写体を撮影した場合でも，画像には雑音による細かな濃淡が現れる。その画像のある領域を指定して，その領域での CT 値のバラツキのデータを取り，その標準偏差を求めたものが CT 画像のその領域における SD 値である。SD 値は照射線量，再構成関数などによって変わるが，SD 値が小さいほど雑音の影響の少ない画像になる。CT 画像における画質の表現として頻繁に用いられるので覚えておくとよい。

─────────────────────────────────────

11.5 時 間 分 解 能

時間分解能とは，一般にどれくらい短い時間まで識別できるかという時間的な識別能力のことをいう。X線 CT では，**スキャン時間**と**スキャンレート**という異なる二つのことが時間分解能に対応させられている。スキャン時間とは，1枚の画像の撮影に必要な時間で，**ハーフスキャン**であれば架台の回転部が半回転する時間，**フルスキャン**なら架台の回転部が1回転する時間になる†。このスキャン時間内に被写体が動けば取得されたデータ間の整合性が失われるので画質が劣化し，また体動によるアーチファクトの原因になる。一方，スキャンレートは単位時間内に何枚の画像を撮影できるかを表す。同一断面を連続スキャンして再構成を行えば同一断面の時間的な変化が観察できるが，スキャンレートが遅ければ再生された画像を動画として観察した場合，フレーム数の少ないぎこちない動きになり，速い動きの情報は失われる。

スキャン時間，スキャンレートは，ともに基本的には架台回転部の回転速度を上げることによって改善できる。CT 開発の歴史は高速化の歴史ともいえるほどであるが，架台回転部を高速で回転して，なお診断に適切な画像を得るためには単に機械的に高速で回転させるだけでなく，線量不足に対する対応，短時間でのデータ処理への対応を含めて，X線管，検出器，回転機構，データ収集装置，再構成装置などでさまざまな技術課題の克服が必要であっ

───────────────
† スキャン時間：5.3 節でも説明したように，単にスキャン時間という場合には架台の回転部が1回転する時間に対応するフルスキャン時間，あるいはそのほぼ半分のハーフスキャン時間を指す。ただし，ある診断目的のために必要な領域全体をスキャンする時間という意味で用いられることもある。したがって，「スキャン時間」と表現されている場合は，どのような意味で使われているかをその前後から考えて判断する必要がある。

た。それらがつぎつぎと克服されて現在に至っているが，新たな課題への挑戦はいまも続いている。高速スキャン化に必要な技術として，これまで対応されてきた技術のおもなものを一般的な形でまとめると**表11.1**のようになる。

表11.1 高速スキャン対応技術

回転機構	スリップリングによる連続回転機構 ヘリカルスキャン機構，耐重力改善
X線管	大容量，大出力化，冷却能力改善，耐重力改善
検出器	検出効率改善，マルチ化
データ収集	データ収集の高速化
データ処理	データ処理の高速化，大容量化

現在の三大死亡原因の一つである心臓病による死者を減らすために，早期に侵襲性の少ないX線CTで心臓をリアルタイムに3次元で診察できるようにしたいという願いの実現に向けて，高速化のゴールに近づいてきている。高速化はこれ以外にも，アーチファクトの軽減，検査スループットの向上，ダイナミック診断，動態解析の実現など臨床的価値は高い。

演 習 問 題

(11.1) X線CTにおけるスライス面内の解像度において最も関係が少ないのはどれか。(57.19a)
1. 管電流
2. FOV
3. 再構成関数
4. 焦点-検出器間距離
5. 検出器開口幅

(11.2) X線CTの濃度分解能に直接関係ないのはどれか。二つ選べ。
1. 検出器素子ピッチ
2. A/D変換器のビット数
3. X線検出効率
4. X線管実効焦点サイズ
5. コンボリューションフィルタ関数

(11.3) X線CTの撮影で正しいのはどれか。(65.76p)
1. 管電圧が高くなるほど画像ノイズは低下する。
2. 管電流が大きくなるほど画像ノイズは増大する。
3. ピッチが大きくなるほど被ばく線量は増加する。
4. 管電流が大きくなるほど低コントラスト分解能は低下する。
5. スライス厚が厚くなるほど高コントラスト分解能は向上する。

(11.4) X線CTのS/Nについて誤っているのはどれか。二つ選べ。
 1. 高速回転にするほどS/Nは改善が容易になる。
 2. 胸部撮影ではS/N劣化を避けるため両腕をあげてスキャンする。
 3. 骨を含む方向では劣化する。
 4. 空気，ガスを含む方向では劣化する。
 5. 頭部撮影ではS/Nを改善するために他の部位に比べ管電流を大きくする。

(11.5) ヘリカルCTで体軸方向の空間分解能に関係する因子はどれか。二つ選べ。(61.17a)
 1. 管電圧
 2. 管電流
 3. スライス厚
 4. 投影データ数
 5. 寝台移動距離

12. アーチファクトとその原因

　アーチファクトとは，何らかの原因で実際にはないものが画像に表示されたり，実際とは異なった形で表示されたりするもののことを指す。その意味で，偽りの像，すなわち偽像ともいう。X線CT装置ではさまざまなアーチファクトが現れるので，どのような場合にどのようなアーチファクトが出るかをよく理解しておくことが必要である。

　画像再構成は，X線の線質は一定で各場所には固有の線減弱係数があり，その投影データが得られることを前提に行われているが，その前提が正しくは成り立たなくなる場合にアーチファクトが現れる。そのおもな原因は

　　① 体動
　　② ビームハードニング
　　③ パーシャルボリューム

の三つであり，またこれらが複合したものと考えられる

　　④ メタルアーチファクト

がある。このような原因とは別に

　　⑤ 透過X線量が少なく雑音の影響が大きい

場合にもアーチファクトが現れる。また

　　⑥ 装置の不具合が主因で現れるリングアーチファクト
　　⑦ ヘリカルスキャン特有の風車アーチファクト
　　⑧ 3次元画像に現れるステアステップアーチファクト

などもある。

　以下，種々のアーチファクトについて説明する。

12.1　体動によるアーチファクト

　体動の影響で体内の空気やガス，あるいは骨など，軟部組織とCT値が大きく異なるところで，帯状のストリーク（すじ）アーチファクト（**モーションアーチファクト**）が出る。最近のCT装置はスキャンスピードが上がってきており，その発生頻度は少なくなってきてい

る。しかし，息止めが十分でないと，図 12.1 のように，全体がぶれてボケた画像となる。心臓の周辺が二重になるのも，心臓の動きによるアーチファクトである。できるだけ体動を少なく抑えるのが撮影の基本といえる。

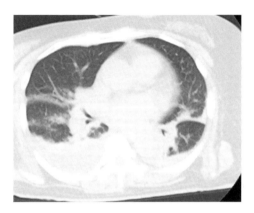

図 12.1　体動によるアーチファクト

12.2　ビームハードニングによるアーチファクト

12.2.1　ビームハードニング

X 線 CT で被写体に照射される X 線は，図 12.2 にその例を示すように，連続スペクトルの**制動 X 線**に**特性 X 線**が加わったものである。生体組織の**線減弱係数**の値は X 線のエネルギーによって変化する。その例を図 12.3 に示す。図からわかるように，線減弱係数は低エネルギー側で大きく，エネルギーが大きくなるに従って小さくなる。このような線減弱係数を持つ組織に図 12.2 に示すスペクトルを持つ X 線が照射される場合を考える。X 線は伝搬

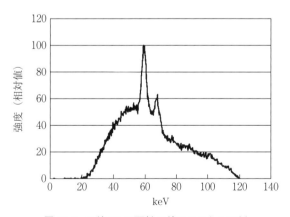

図 12.2　X 線 CT の照射 X 線スペクトルの例
（管電圧 120 kV）

78   12. アーチファクトとその原因

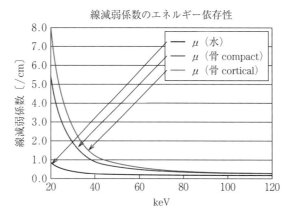

図 12.3 水，骨の線源弱係数のエネルギー特性

するに従って指数関数的に減衰するが，減衰の仕方は低エネルギー側で大きくエネルギーが高いほど減衰は少なくなる。そのため伝搬するに従って，**図 12.4**（a），（b）に示すように，スペクトル分布が変化し分布が高エネルギー側にシフトする。この現象をビームハードニング（**線質硬化**）という。

12.2.2 ビームハードニングによる実効エネルギーの変化

図 12.2 のようなスペクトルを持つ X 線が組織を伝搬すると，X 線は次第に減衰する。このとき，減衰の仕方は X 線のスペクトル成分によって異なるが，全体の減衰があるエネルギーの X 線が伝搬したときの減衰に等しくなるエネルギーがある。これを**実効エネルギー**という。つまり，組織に入る前の X 線強度 I_0，組織をある厚さ L だけ伝搬したときの X 線強度が I のとき，$I/I_0 = e^{-\mu L}$ と表して求めた μ の値に等しい値を持つエネルギーが実効エネルギーである。

組織の厚さが厚くなるに従ってスペクトルは高エネルギー側にシフトしていくので，実効エネルギーは厚さが厚くなるに従って高エネルギー側にシフトする。その例として，図 12.2 に示したスペクトルを持つ X 線が水を伝搬する場合についての計算結果を**図 12.5** に示す。

実効エネルギーの変化に伴って実効的な水の線減弱係数は水の厚さが厚くなるに従って小さくなっていく（**図 12.6**）。ビームハードニングの起こり方は組織によって異なる。図 12.3 からわかるように，水よりも骨のほうが線減弱係数が大きく，エネルギーによる変化も大きいので，骨の場合は距離が短くても無視できないビームハードニングが起こる。

12.2.3 ビームハードニングによるアーチファクト

（a）**カッピングアーチファクト**　被写体を通過する X 線ビームの長さが異なるとビームハードニングの程度が異なり，実効エネルギーが変化し実効的な線減弱係数が異なる。**図

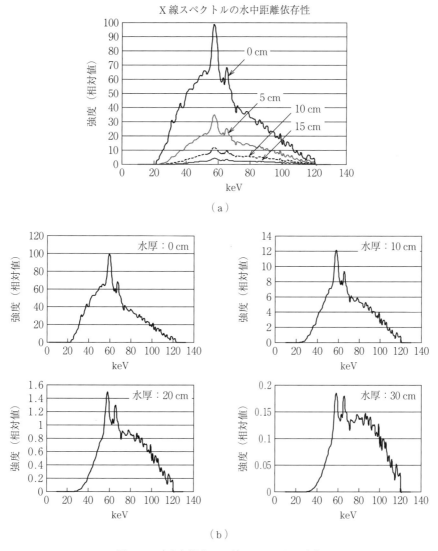

図12.4 水を伝搬するX線のスペクトル変化

12.7（a）に示すような形状の水を考えると，水の辺縁では中央部分を通るビームと比較してビームパスが短くなるため，実効的な線減弱係数は水の中央部分の線減弱係数よりも大きくなる。このため，この補正なしに再構成された画像は，図（b）に示すように，辺縁のCT値が大きく，したがって白く表示されることになる。カップの縁のように見える現象であるため，これを**カッピングアーチファクト**という。実際のX線CT装置では，水ファントムを用いてこれを補正しているので，図のように顕著に出ることはないが，ビームハードニングは被写体に依存するので完全に補正できるとは限らない。

12. アーチファクトとその原因

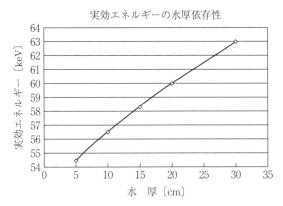

図 12.5 水を伝搬する X 線の実効エネルギーの厚さによる変化

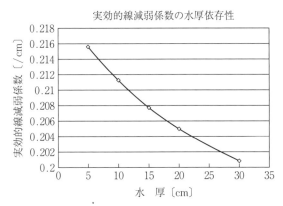

図 12.6 水を伝搬する X 線の実効的線源弱係数の厚さによる変化

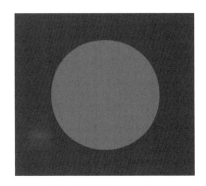 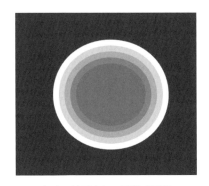

（a）均質な水ファントム　　　　　　（b）補正なしの再構成画像

図 12.7 ビームハードニングによるカッピングアーチファクト

▶▶▶応用・発展

カッピングアーチファクトの臨床例：頭部の X 線 CT 検査では，周囲の骨に対して脳実質は低吸収部位であるためビームハードニング効果が起こりやすく，中心部で CT 値が低下してしまうカッピングアーチファクトを生じる原因となる。現在の装置では，この現象を補正するソフトが組み込まれているが，過補正になると中心部の CT 値が上昇しすぎてしまい，中心部で CT 値が高くなるキャッピングアーチファクトが生じる原因になるので注意が必要である。

（b）**ストリークアーチファクト**　図 12.3 に示したように，骨は**線減弱係数**が大きいため軟部組織に比べて**ビームハードニング**が起こりやすい。このため，**図 12.8（a）**に示すように，二つ縦に並んだ骨があるとすると，縦方向では他の方向に比べて大きなビームハードニングが起こる。そのため，図（b）に示すように，再構成した画像には二つの骨の影響を受けた投影データが集中する骨と骨の間に縞状に CT 値が低下するアーチファクト（**ストリークアーチファクト**）が現れることがある。

 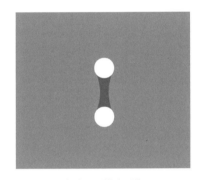

（a）縦に並んだ骨　　　　　　　（b）再構成画像

図 12.8　ビームハードニングによるストリークアーチファクト

12.3　パーシャルボリュームによるアーチファクト

パーシャルボリューム現象については，11 章の脚注（69 ページ）で説明した。**スライス厚**よりも小さな構造物がある場合のように，サンプリングボリューム内に性質の異なる組織が混在している場合に起こる効果である。11 章で説明したように，スライス厚は検出器に近いと厚く，X 線源に近いと薄くなっている。スライス厚内で骨の構造の変化が激しい頭部では，180° 違う方向からの投影データは同じでなくてはいけないのに，片側では骨が含まれるのに，反対側では骨が含まれないといった現象（クリッピング）が起こり，データの不整合からアーチファクトが出ることもある。これらの実例を**図 12.9** に示す。薄いスライス厚を用いるとこのようなアーチファクトを低減することができる。マルチスライス CT の登場

82   12. アーチファクトとその原因

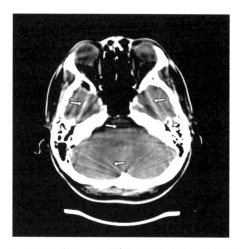

図 12.9 パーシャルボリューム現象によるストリークアーチファクト
(中心部の黒いアーチファクトはビームハードニングの影響も受けている)

でこのアーチファクトも減ってきた。

12.4 メタルアーチファクト

歯の治療後の金属は多くの人にあるが,その近傍を撮影すると,図 12.10 のように,その周囲に強い**ストリークアーチファクト**が現れる。体内に治療のため留置された金属ステント,クリップ,X線造影剤でも同様なことが起こる。これは,ビームハードニング効果やパーシャルボリューム効果がその原因と考えられる。

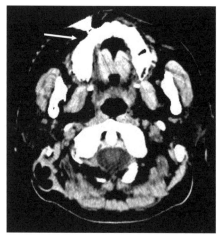

図 12.10 歯の金属によるメタルアーチファクト

12.5 雑音によるストリークアーチファクト

検出器に入射するX線量が少なくなると相対的に雑音の影響が大きくなる。このため、雑音が相対的に大きい条件ではS/Nの悪い投影の方向に沿ったストリーク状のアーチファクトが現れる。その例を**図 12.11**に示す。両肩を含む方向でX線の減衰が大きいために、その方向に多数の**ストリークアーチファクト**が現れている。被ばくを少なくするためにはなるべく低線量条件で使いたいが、そうするとS/Nが劣化するだけでなく、条件によってはこのようなアーチファクトも現れることになる。

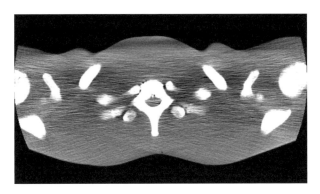

図 12.11 雑音によるストリークアーチファクト（データ提供：東芝メディカルシステムズ（株））

12.6 リングアーチファクト

CT装置では、**図 12.12**にその例を示すようなリング状のアーチファクトが発生することがある。これは、装置側の不具合によるものである。数百チャネルの検出器からのデータは再構成までそのチャネルごとのデータとして一貫しているが、その中のあるチャネルだけ感度が低いとか回路雑音が大きいとかの何らかの不具合があると、それは逆投影によってリング状に現れることになる。検出器間の感度補正が適切でない場合も同様である。このほかに、装置の不具合でシャワー状アーチファクト、**ストリークアーチファクト**などが出る。サイノグラム上では、リングは縦線、シャワーは横線、ストリークは点となって現れる。

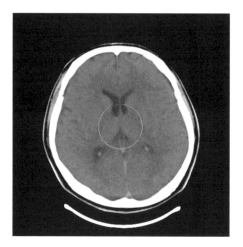

図12.12 リングアーチファクト

12.7 風車アーチファクト

ヘリカルでスライス面に垂直な方向で急にCT値が変化する物体を撮影すると，スライス面の前後のデータを使って補間再構成をしているため，正しく再構成ができず，アーチファクトとなる。この現れ方が風車の羽のようであるので風車（windmill）アーチファクトという。いわゆるヘリカルアーチファトである。図12.13は直径20 mmの球体をヘリカルで撮影したものである。

ヘリカルピッチを短くすれば改善する。マルチスライスCTでは，スライス厚が薄くごく近くのデータを扱うので出にくい。

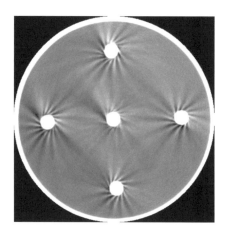

図12.13 風車アーチファクト
（データ提供：東芝メディカルシステムズ（株））

12.8 ステアステップ（階段状）アーチファクト

3次元画像作成時，スライス面に斜めに走行する物体はスライス方向の分解能が低いとなめらかに表現されず階段状になる。これをステアステップアーチファクトという。スライス厚を薄くしたり再構成間隔を狭くしたりすると改善される。**図 12.14** の上部は直径 50 mm のアクリル球を 5 mm スライス，ヘリカルピッチ 1 で撮影したものである。また，同等の理由で管状のものが円柱状にならず，平らな帯のように見える現象をきしめん（平らなうどん）現象などという。図 12.14 の下部は 4 mm 径のチューブをスライス厚 1 mm（左）と 5 mm（右）で撮影したものである。

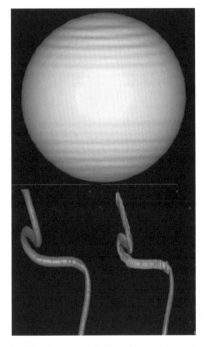

図 12.14 ステアステップアーチファクトときしめん現象

演 習 問 題

(12.1) X線CTで特定の回転角度の投影データが不良の場合に発生するアーチファクトはどれか。
(62.18a)
 1. リング
 2. シャワー

12. アーチファクトとその原因

3. ストリーク
4. コーンビーム
5. ステアステップ

(**12.2**) X線CTの脳底部アーチファクトの低減について正しいのはどれか。二つ選べ。(57.81p)
1. 心電図同期再構成を行う。
2. 体動補正処理を行う。
3. 線質硬化補正処理を行う。
4. 薄いスライス厚を用いる。
5. 管電流を下げる。

(**12.3**) 患者起因のアーチファクトを三つあげよ。

(**12.4**) X線CTの部分体積効果について誤っているのはどれか。(55.65p)
1. 組織の境界が不明瞭になる。
2. 小さな組織を描出できないことがある。
3. ボクセル内のCT値が平均化されるために起こる。
4. ボクセルデータを2次元表示するために起こる。
5. スライス幅を厚くすると回避できる。

(**12.5**) X線CTのアーチファクトについて正しいのはどれか。二つ選べ。
1. 高速スキャンでは体動アーチファクトが出やすくなる。
2. 照射線量を大きくすると雑音によるストリークアーチファクトが出やすくなる。
3. 検出器の感度補正が正しくないとストリークアーチファクトが出ることがある。
4. 頭部では頭蓋骨によるビームハードニングに起因するカッピングアーチファクトが起こりやすい。
5. 造影剤がストリークアーチファクトの原因になることがある。

13. 装置のメンテナンス

X線CTは，診断領域はもちろんのこと放射線治療領域におけるシミュレータ用としても必要不可欠な装置となっている。X線CTが多くの医療機関で使われている現在，診療放射線技師にとって装置の性能を正しく評価し，その特性や限界を十分に把握しておくことは，最良の診断情報を提供するために必要不可欠なことであり，検査を受ける患者のために重要なことである。つまり，診療業務において装置の維持管理を適切に行うことで安全を確保し，自分が扱っている装置が最大限に性能を発揮できているかを知っておくことが診療放射線技師としての責務を果たすことになるはずである。

本章では，X線CTの**性能評価**と装置性能を維持していくうえで必要な装置管理について説明する。

13.1 X線CT装置の性能評価の段階と性能評価項目

性能評価の基準としては，日本医学放射線学会CT性能評価委員会が1982年に「X線コンピュータ断層装置の性能評価に関する基準（第2次勧告）」として提案し，1989年にはX線CT装置の日常点検用ファントムの規格としてJIS Z 4923が制定された。そして，1991年には，この二つを考慮に入れた「X線CT装置性能評価に関する基準」が日本放射線技術学会X線CT性能評価検討班から，その後ヘリカルCTの普及に伴いヘリカルCTの特性を評価する方法が1997年に発表されている。その評価項目を**表13.1**に示す。下線を引いてある項目がヘリカルCTについて見直し追加された項目である。この後国際規格であるIECと整合を取りJISが制定されている。

X線CT装置の性能評価は大きく分けて，つぎの三つの段階に分類される。

　　第1段階：メーカーの出荷時テスト
　　第2段階：使用施設側の初期テスト
　　第3段階：使用施設側のルーチン検査

この中で診療放射線技師が関わる性能評価は第2段階と第3段階で，前述の基準にはこの段階での評価法が示されている。具体的には日本放射線技術学会誌（Vol.47，56-63，

表13.1 X線CT装置の性能評価の段階と性能評価項目

第2段階の性能評価
　(1) 雑音（noise）
　(2) コントラストスケール（水と空気の吸収係数差／CT値差）
　(3) 空間分解能（スライス面における空間分解能）
　(4) スライス厚（スライス感度プロファイル）
　(5) コントラスト分解能（高コントラスト分解能，低コントラスト分解能）
　(6) 被ばく線量
　(7) アーチファクト（アルミピン）
　(8) 寸法依存性（水ファントムの大きさによる画像の均一性）
　(9) 位置依存性（水ファントムを置く位置による画像の均一性）
　(10) 吸収係数とCT値の直線性（適切な測定法がない）
　(11) 表示装置性能（テストパターン）
　(12) テーブル移動精度

第3段階の性能評価
　(1) 雑音（noise）
　(2) コントラストスケール
　(3) コントラスト分解能
　(4) 空間分解能
　(5) スライス厚
　(6) 表示画像管理
　(7) テーブルの移動精度

199114）；Vol.53, 1714-1732, 1997[15]）を参照されたい。JISでは，使用者側の初期テストとしての受入試験JIS Z 4752-3-5[16]と使用者側のルーチン検査（日常点検）としての**不変性試験** JIS Z 4752-2-6:2012[17]がある。受入試験のほうが項目は多いが，不変性試験の項目のすべてを含み，その評価項目・方法は両者同じである。受入時に装置仕様書通りの性能が出ているかの確認を行い，それを記録しておき，その後不変性試験をJISに沿って定期的に行い，その性能が維持されているかを確認することになる。その繰り返し頻度も規定されている。しかし，これらの性能評価法はX線CT装置開発の初期のものをベースとして定められており，ヘリカルスキャンやマルチスライスCTなどの性能評価には従来の性能評価法だけでは十分にその性能を評価することが困難となった。そこで，世界規格と整合させることも含め，従来の不変性試験の規格JIS Z 4752-2-6:2012は廃止され，これを包括する形で受入試験規格であったJIS Z 4752-3-5が受入試験および不変性試験の規格として改訂された。詳細はJIS Z 4752-3-5:2021[18]を参照されたい。なお，JISはしばしば改定されているので，最新のバージョンを参照することが大切である。

▶▶▶応用・発展────────────────────────────

CTDI：computed tomography dose index；**CT線量指標**：一般撮影などの線量測定法，考

え方をX線CT装置に適応させることは困難であるため考案された方法で，スライス面に対する垂直線上の線量プロファイルの積分を，公称スライス厚と単一スキャンにおいて得られる断層数との積で除した値で示される。CTDIについては14章で述べる。

13.2 キャリブレーションスキャン

　水をスキャンしたら，**CT値**がゼロ付近の，アーチファクトのない画像を得たい。このために必要な補正データを得るスキャンを**キャリブレーションスキャン**という。一般的にキャリブレーションスキャンは装置立上げ時に行うX線管のウォームアップ時に並行して行われることが多い。このときのキャリブレーションを**エアーキャリブレーション**と呼んでいる。

　どんなに性能の良い装置でも，必ず経時的な変化が存在する。また，最初は完全であったとしても，長期にわたって設置当初の精度を保つことは困難である。この結果，CT値のドリフトや，特にR-R方式の場合のリングアーチファクトなどの不都合が，長期使用していると顕在化する。これらを回避するために，キャリブレーションデータの収集（キャリブレーションスキャン）を定期的に行うのが普通である。

　CT値の基準となる水のキャリブレーションの一例としては，各視野寸法に対応して数種類の水ファントムを定期的にスキャンする方法がある。この水ファントムの投影データを較正データとしてシステムは保持し，患者をスキャンして得た投影データからこの較正データを差し引く。この処理によって，各検出系の感度バラツキなど，多くの誤差要因は除去される。また，水をスキャンしたときのCT値は，ゼロ近辺になることが保証される。

　キャリブレーションの対象となりうるような装置不完全性，ないし装置特性の変動とは，スライスを切り出すコリメータ開口の平行度，X線焦点位置，検出器感度均一性，検出器感度エネルギー特性，データ収集系感度均一性，データ収集系直線性，管電圧などによるものである。このキャリブレーションスキャンをどの程度の頻度で行うかについて，装置メーカーの推奨条件はさまざまである。水ファントムを用いたキャリブレーションを高頻度に行うことは，臨床業務を行っている状況では困難であることから，水ファントムは低頻度とし，代わりに前述の空気（被写体なし）でのキャリブレーションを高頻度に行っているのが現状である。これは，検出器系の感度ドリフト程度の単純な現象は，キャリブレーションスキャンの線質が実際のスキャンと少々違っても許容される範囲内であるからである。これが前述のエアーキャリブレーションである。

13.3　日常保守と故障時の対応

　これまで性能を維持するという観点から述べてきたが，性能評価項目にある第3段階にあげられるような評価項目についてでさえも，臨床業務の中で毎日性能評価を行うことは不可能であろう。しかし，使用により変化が起こると予想される項目（雑音，モニタの階調，レーザーイメージャの画像濃度など）については頻繁に行うことが必要である。

　X線CTは画像診断装置であり，装置の異常はスキャンした結果として表示される画像に現れてくることが多い。このことは，通常の業務内であっても視覚的に異常を捉えることができるということにほかならない。その他，嗅覚，聴音，触手などによる点検も必要である。診療放射線技師はその異常が装置に起因するものなのか，それ以外のものなのかを判断できるだけの知識を有していることが必要であり，異常が起こった場合の対応についても明確にしておくことが重要である。

　（a）　**機械的安全の確保**　　医療装置であるX線CTが，患者および使用者に危害を与えるようなことは絶対に避けなければならないことである。例えば，患者が直接X線CTに触れるのは寝台である。この寝台の上下移動，天板の水平移動の動作，ガントリ**チルト**，干渉インタロック（セーフティ機構）の動作，緊急停止機構などの安全機能の正常動作など，始業前の確認により事前に把握しておくことが重要である。

　（b）　**性能の維持管理**　　X線CT装置の性能は経時的に変化するものである。それ以降はメーカー側とユーザー側でいかにその状態を維持するかにある。これまで述べてきた評価方法はユーザーである診療放射線技師が行うおもな項目であるが，これと同様にメーカー側で行う定期点検の結果を参照しておくことは重要である。また，モニタ診断が普及してきている今日でさえ，多くの施設では最終的にはレーザーイメージャで出力したフィルム上での読影を行っており，レーザーイメージャの性能維持は画質の維持に必要不可欠である。

　（c）　**始業点検／終業点検**　　始業点検はその日の業務を円滑に行うことを目的に，装置各部の動作および安全に関する確認を主体に行う必要がある。各可動部の動作確認，安全機構の動作確認，レーザーイメージャ画像濃度の確認，異常音の有無，ガントリX線照射窓の異物の付着，患者固定器具の状態の確認などがそれにあたる。終業点検はその日の業務において異常の有無を確認し，異常があった場合にはその結果を記録し，今後の対応を検討することが重要である。また，付属品の整理整頓，環境の整備なども円滑に業務を行ううえで欠くことのできないものである。

　（d）　**装置故障（異常）履歴の作成**　　どのような高性能の装置を使っていたとしてもある程度の故障は避けられないものである。ユーザーである診療放射線技師にとって自分た

ちで解決できない問題については，最終的にはメーカーの修理を要請することになる。間欠的な故障の診断，定期点検時の重点点検のポイントを明確に伝えるためには，装置使用時に発生したエラーメッセージやエラー発生時の条件，操作手順を記録しておくことが重要である。そのためにも，装置ごとの管理台帳などを作成しておくことが必要である。また，故障時の対応を円滑にするうえでもユーザー側でのトラブルシュートマニュアルを作成しておくことも重要である。**表13.2**におもな故障とその原因について示す。

表13.2 X線CT装置のおもな故障とその原因と考えられる箇所

故障内容	原因と考えられる箇所（対応）
異常画像（アーチファクト）	X線管装置 収集・前処理プロセス系 再構成プロセス系（サイノグラムの作成） 表示プロセス系　　　　　　　　　　　の異常
システムが立ち上がらない，システムが止まる	コンピュータ，電源，ケーブル，コネクタ，初期確認時の異常
動作異常（機構系）	駆動系，伝達系，センサ系，制御系
動作異常（対話系）	コンピュータOS上の異常
異常音，振動	ガントリ，寝台，コンソール，高電圧発生装置 （発生箇所の特定と変化の度合いの調査）
異臭，発煙	ガントリ，寝台，コンソール，高電圧発生装置 （発生箇所の特定と2次的事故の防止）

（e）**清　掃**　ガントリ，寝台に付着した造影剤，血液などは画像アーチファクトの原因となることがある。また，それ以前に患者に対する衛生面からも日常での清掃を行うことが必要である。

13.4　装置管理の意義と診療放射線技師の役割

　装置の管理というとなにやら厄介なことを引き受けてしまったと考える方も少なくないと思うが，診療放射線技師としてより良いCT検査を行うためには必要不可欠な行為であることはいうまでもない。自分たちが使用している装置がどのような性能を有しているのか，装置間での特性はどのように違っているのか把握しておく，さらには各種条件を変化させたときの画像の変化はどのようなものであるか知っておくことは，最適な診断情報を提供する，つまり"患者の利益"につながることを十分に理解していただきたい。患者接遇，疾患や病態，画像解剖を理解しておくことはいうに及ばず，X線CT装置の維持管理も撮影のエキスパートである診療放射線技師に求められる責務である。

演 習 問 題

(13.1) X線CT装置の日常点検項目で誤っているのはどれか。(60.18a, 65.20a)
1. ノイズ
2. 空間分解能
3. 時間分解能
4. 低コントラスト分解能
5. CTDI

(13.2) JISのX線CT性能評価の組合せで正しいのはどれか。二つ選べ。(63.17a)
1. 雑 音 ──────────── コイン
2. スライス厚 ──────── 水
3. 空間分解能 ──────── ステンレス鋼線
4. CT線量指数 ──────── メタクリル樹脂
5. 患者支持器の位置精度 ─── X線ビーム

(13.3) X線CTのキャリブレーションで誤っているのはどれか。
1. 水ファントムによる補正は毎日行う必要がある。
2. 水ファントムによる補正は撮影FOVごとに行う必要がある。
3. 水ファントム補正を行うとCT値のずれが補正できる。
4. 空気のみを撮影することで感度のバラツキを補正できる。
5. 空気のみを撮影する補正は水ファントム補正より頻繁に行う。

14. X線CTの線量評価

　一般にX線CT画像の雑音は，おもに検出器に到達する光子量によって決まってくる。照射するX線量を増やしてよければ，画像雑音が減り，低コントラスト分解能も向上するが，当然，被ばくの増加につながるため，できるだけ**線量**を少なくすることが求められる。このように，被ばく線量の低減と画像情報量の増加がトレードオフにある中，診断情報を低下させることなく画質を維持するためには，撮影条件によって画質がどのように変化するのか，そして，そのときの線量はどの程度であるかを評価し，CT検査において最適な条件（最小の被ばく，最大の情報量を得る条件）を知っておく必要がある。

　本章では，X線CT装置の性能評価および管理の立場からの線量評価について説明する。無論，その測定値は患者被ばくとして推定できる量であることを付け加えておく。

14.1　線量と画質の関係

　11章で述べたとおり，検出器に到達する光子量を増大すれば画像ノイズは減少し，軟部組織中の微小な病変の検出に必要な低コントラスト分解能が向上することになる。しかしながら，画質と被ばくの間にはトレードオフの関係があり，画質の劣化を極力なくし，X線被ばくを低減することが必要である。

14.2　線量に関係するスキャンパラメータ

　線量に関係するスキャンパラメータとしては，管電圧，管電流，撮影時間，スライス厚，スライス間隔，ピッチファクタ，スライス数，スキャン方式などがあげられる。

　（a）**管電圧・管電流**　　管電圧・管電流の増大は発生するX線フォトン数の増大につながり，線量は増加することになる。ここで注意しておきたいことがある。X線管から発生するX線は連続スペクトルを示すため，管電圧の増大はそのスペクトル分布を広げることになり，X線のエネルギーの増大につながる。単一エネルギーでないX線では，そのエネルギーを論じる際に**実効エネルギー**という概念を適用する。管電圧の増大はこの実効エネ

ギーを増大させることになる．実効エネルギーの増大は，一方で線量増により低コントラスト分解能向上に寄与するが，一方では線質硬化により，これを打ち消す方向に働く．

（**b**）　**撮影時間**　　X線CTでは，線量は撮影時間に比例することになる．これは，検出器に到達するフォトン数の増大にほかならない．しかしながら，装置によっては，体動によるアーチファクトを緩和する目的で，360°＋αの回転角度にわたって投影データを収集するオーバスキャンを行うことがあり，同じ撮影時間であるからといって同じ線量になるとは限らない．

（**c**）　**スライス厚・スライス間隔・ピッチファクタ・スライス数**　　管電流を一定に設定したときを考えてみる．**パーシャルボリューム現象**の影響を抑え空間分解能を上げようと**スライス厚**を薄くすると，検出器当りに入射するフォトン数が減少することになる．同じ管電流であれば線量は減少することになる．しかしながら，前述のとおり線量の減少は画像ノイズの増大につながるため，スライス厚を薄くして撮影する際には画像ノイズを抑えるために管電流を増加させる必要があり，結果として線量は増大することになる．また，同じ領域を撮影する場合，スライス間隔を少なくすることはスライス数の増加につながり，ピッチファクタを小さくすることは，スライス間隔の短縮，撮影時間の延長につながり，線量の増大につながる．

（**d**）　**スキャン方式**　　線量は，ノンヘリカルスキャン（**コンベンショナルスキャン**），シングルスライスヘリカルスキャン，マルチスライスヘリカルスキャンなど，選択するスキャン方式によっても変化することになる．シングルスライスヘリカルスキャンの場合，1回転当りの寝台送り幅をスライス厚と同程度にすることが多いが，この場合は，ノンヘリカルスキャンのインクリメンタルな撮影（1スキャン終了の都度，スライス厚幅の寝台送りをする）に比べてやや（例えば，20％程度）線量は低下する．これは，ノンヘリカルスキャンではデータ収集開始よりやや前にばく射を開始し，データ収集終了後に多少時間遅れをもってばく射終了するからである．さらに，ノンヘリカルスキャンでは，体動によるアーチファクトを緩和する目的で，360°＋αの回転角度にわたり，投影データを収集するオーバスキャンを行うことがあり，この場合ヘリカルスキャンに比べさらに線量が増すことになる．

また，シングルスライスではスライスとスライスの間で線量プロファイルの裾野がオーバラップするが，マルチスライスではスライス間の重なりは検出器の隔壁やコリメータで，きれいに分割されているので裾野の重なりで線量が増えることはない．そのため，マルチスライスヘリカルではさらに線量は減少することになる．ただし，撮影する機器やその他条件により被ばく線量は変化するので，どんな撮影方法のときに被ばく線量はどのくらいになるのかを常に把握し，診断に有効で被ばくの最も少ない撮影方法を，検査の都度選択することが重要である．

14.3 X線CTにおける線量評価の方法

X線CTの線量評価の方法としては，単一スキャンで測る方法と多重スキャンで測る方法の2種がある．X線CTの線量分布は散乱線やスライスプロファイルの裾野の影響のため，その全域にわたる線量を評価する必要があり，現在一般的に行われている線量測定の方法では，スライスプロファイルのほぼ全域をカバーできるような線量計を用いて行われている．2000年には，ICRP Publ.87として "Managing Patient Dose in Computed Tomography"[19] が出版されており，線量測定の精度の向上のための指針が示されている．

14.3.1 単一スキャンの線量評価

（a） **CTDI**（**CT dose index，CT線量指標**）　X線CTはX線管と検出器が患者の周りを回転し撮影する装置であり，X線フィルタも特殊な形状であるため，一般撮影などの線量測定法や考え方を適応させることは困難である．そのため，X線CTの線量評価では，スライス面に対する垂直線上の線量プロファイル（図14.1，14.2）の積分値を，公称スライス厚と単一スキャンで得られる断層数との積で除した値を指標としたCTDIがよく用いられる（図14.3）．つまり，CTDIは単一スキャンにおける線量評価の指標と考えることができる．

式 (14.1) にCTDIの関係式を示す．

$$\mathrm{CTDI} = \frac{1}{nT}\int_{-\infty}^{+\infty} D(z)dz \quad [\mathrm{mGy}] \tag{14.1}$$

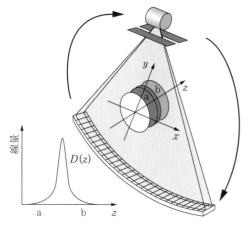

図14.1　CTDI測定時の配置と線量プロファイル

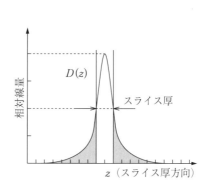

図14.2　単一スキャン時（$n=1$）のときの線量プロファイル

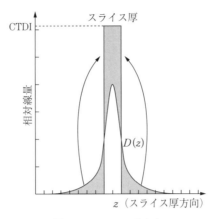

図 14.3　CTDI の考え方

ここに，n は単一スキャンにおいて作成される断層数，T はスライス厚の設定値，z はスキャン面と垂直方向，$D(z)$ は単一スキャンにおける線量プロファイルである。式 (14.1) からもわかるように，線量プロファイルの積分範囲は ±∞ であり，単一スキャンにおいて発生したすべての線量ということになるが，線量プロファイルの全体を測定できる検出器は存在しないので，実際には長さ 100 mm のペンシル型電離箱式線量計を用いた測定が一般には行われている。図 14.4，図 14.5 に測定に用いられる線量計とファントムの一例を示す。

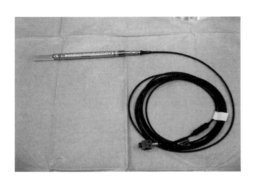

図 14.4　ペンシル型電離箱式線量計

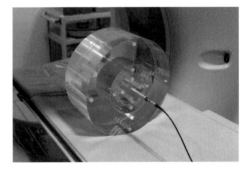

図 14.5　メタクリル製円柱ファントム

（ b ）　**CTDI$_{100}$**　　IEC（International Electro Technical Commission）では，IEC 60601-2-44 に CTDI$_{100}$ が定義されており，スライス厚に関わらず単一スキャン当りに積分する線量プロファイルの範囲を ±50 mm，つまり 100 mm の範囲の積算線量と規定している。測定は，ファントムの中心に挿入された有効実効長 100 mm のペンシル型電離箱式線量計で得られた値を用いる。CTDI$_{100}$ は，次式で表される。

$$\mathrm{CTDI}_{100} = \frac{1}{nT} \int_{-50}^{+50} D(z)\,dz \quad \text{[mGy]} \tag{14.2}$$

ここに，n は単一スキャンにおいて作成される断層数，T はスライス厚の設定値，z はス

キャン面と垂直方向，$D(z)$ は単一スキャンにおける線量プロファイルである。

（**c**） **CTDI$_W$（weighted CTDI：荷重 CT 線量指標）**　　CTDI$_{100}$ に実際の検査を考慮に入れ，中心部に対し周辺部の測定値に重み付けをした線量の指標として CTDI$_W$ がある。

回転中心（**図 14.6** の点 A）の測定値と，周辺の 4 点（図 14.6 の点 B 〜 E）の測定値の平均値から，次式のように表される。

$$\mathrm{CTDI}_W = \frac{1}{3}\mathrm{CTDI}_{100,c} + \frac{2}{3}\mathrm{CTDI}_{100,p} \quad [\mathrm{mGy}] \tag{14.3}$$

ここに

$$\mathrm{CTDI}_{100,c} = A \qquad \mathrm{CDTI}_{100,p} = \frac{B+C+D+E}{4}$$

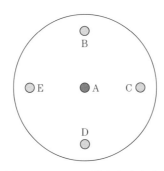

図 14.6　CTDI$_{100}$ の測定点（A）と CTDI$_W$ の測定点（A 〜 E）

14.3.2　多重スキャンの線量評価

（**a**） **CTDI$_{FDA}$**　　FDA（Food and Drug Administration）の方法は，スライス厚が T〔mm〕であれば，測定位置を中心に前後 $14T$ の区間をスライス間隔 T でスキャンし，全区間の線量分布の積分値を T で割ったものを線量としている。CTDI$_{FDA}$ は多数スライスを得るときの，1 断面当りの平均的な線量と考えればよい。この点において後述する MSAD に似ている（**図 14.7**）。大きく異なる点は，線量プロファイルの積分区間がスライス厚によって決定されてくることである。CTDI$_{FDA}$ は，次式で表される。

$$\mathrm{CTDI}_{FDA} = \frac{1}{nT}\int_{-7T}^{+7T} D(z)dz \quad [\mathrm{mGy}] \tag{14.4}$$

ここに，n は単一スキャンにおいて作成される断層数，T はスライス厚の設定値，z はファントム体軸方向，$D(z)$ は単一スキャンにおける線量プロファイルである。

測定する際の線量計には，一般の X 線の場合と同様，TLD（thermo luminescence dosimeter；熱蛍光線量計）が用いられる。TLD を用いた測定での測定用ファントムには各所に TLD 収納用の穴が設けられる。無論，線量は表面とファントム中央とでは異なるので，

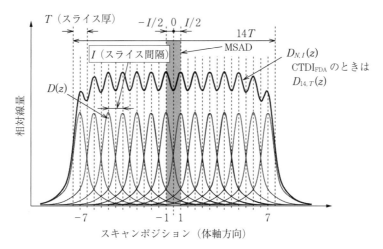

図 14.7　多重スキャンによる線量プロファイル（CTDI$_{FDA}$ と MSAD）

しばしばファントム径方向の線量分布も測定される。

（b）**MSAD**　IAEA（International Atomic Energy Agency）の示すガイダンスレベルでは，CT 検査時の線量評価に多重スキャンでの回転中心部の平均吸収線量を表す指標として MSAD（multiple scan average dose）を提案している。CTDI が単一スキャン当りの線量評価の指標であるのに対して，MSDA はある領域をスキャンした場合の平均線量を示す指標である。MSAD は次式で表される。

$$\mathrm{MSAD} = \frac{1}{I} \int_{-I/2}^{+I/2} D_{N,I}(z) dz \quad [\mathrm{mGy}] \tag{14.5}$$

通常の CT 検査では，図 14.7 のようにある設定スライス厚 T に対して任意のスライス間隔 I で多重スキャンが行われることになる。MSAD は，N 回多重スキャンを行ったときの線量プロファイル $D_{N,I}(z)$ の原点（0）のインターバルにおける平均線量を意味することになる。一般に，15 スキャン程度で飽和する。

CTDI と MSAD との関係は，$T \neq I$ のときスライス間隔とスライス厚の比（ピッチ）が変わることになり

$$\mathrm{MSAD} = \frac{nT}{I} \mathrm{CTDI} \quad [\mathrm{mGy}] \tag{14.6}$$

となる。ここに，n は単一スキャンにおいて作成される断層数である。また，$n=1$ であれば，$T=I$ のとき CTDI と MSAD は等しくなる。**図 14.8** にピッチの違いによる MSAD の違いを示す。

（c）**CTDI$_{VOL}$**　CTDI$_{VOL}$（volume CTDI）は，最近導入された線量評価指標で IEC によって合意された指標である。測定が容易な CTDI$_W$ を利用し，xyz の 3 方向の線量を評価できることが特長である。

14.3 X線CTにおける線量評価の方法

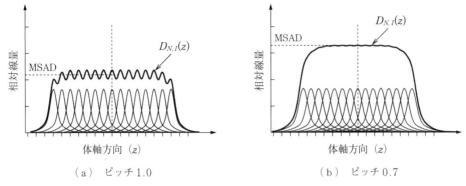

(a) ピッチ1.0　　　　　　　　(b) ピッチ0.7

図14.8　MSAD（ピッチ1.0, ピッチ0.7）

$$\mathrm{CTDI_{VOL}} = \frac{nT}{I}\mathrm{CTDI}_W \quad [\mathrm{mGy}] \tag{14.7}$$

$$\mathrm{CTDI_{VOL}} = \frac{1}{\mathrm{pitch}}\mathrm{CTDI}_W \quad [\mathrm{mGy}] \tag{14.8}$$

式(14.7)がノンヘリカル，式(14.8)がヘリカルのときの定義である。ここに，n は単一スキャンにおいて作成される断層数，T は設定スライス厚，I はスライス間隔である。最近のCTでは，この指標がモニタ上に表示される。

（d）**DLP**　　DLP（dose length product）は，撮影回数や撮影範囲を加味してCT検査全体の照射線量全体を表す指標である。DLPは式(14.9)のように表される。

$$\mathrm{DLP} = \mathrm{CTDI_{VOL}} \times L \quad [\mathrm{mGy \cdot cm}] \tag{14.9}$$

ここに，L はスキャンする範囲であり，単位は cm である。

$\mathrm{CTDI_{VOL}}$ は，プロトコルによって一定であるが，DLPは被検者の大きさによりスキャン範囲が変わることに伴い異なる場合がある。すなわち，DLPはスキャン範囲が広ければ増大する。

$\mathrm{CTDI_{100}}$ と CTDI_W，$\mathrm{CTDI_{VOL}}$，DLPの関係を**図14.9**に示す。最近のMDCTでは，$\mathrm{CTDI_{VOL}}$

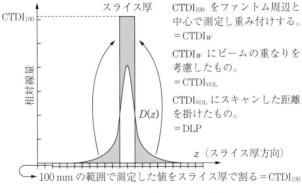

図14.9　CTDIとDLPの関係

だけでなく，DLP も表示するように決められている。

14.4 被ばく低減

　管電圧，mAs 値，スライス厚などが等しくても，異なるメーカーの X 線 CT 装置間では測定される線量は等しくなるとは限らない。これは，**FCD**（focus to center distance），フィルタ，検出効率，等々が異なるからである。また先にも述べたように，**コンベンショナルスキャン**，**ヘリカルスキャン**，マルチスライスのヘリカルスキャンなどでも線量は変わってくる。自施設の装置，複数台ある場合は 1 台ずつの線量と画質の関係を把握して，診断に必要な最低限の被ばくで撮影できるよう，一人ひとりの被検者に合わせ，最適なスキャン方式，撮影条件を選択する必要がある。

　被ばく低減化技術　　X 線 CT 検査の被ばく低減化技術として，X 線の減衰の少ない場所での X 線照射線量を少なくし，逆に X 線の減衰の多いところでは多くし，診断に必要な最小の線量でしかも断面による，あるいは被検者によるノイズの差が少ない均質な画像が撮影できるよう，自動的に管電流を調整する機能を有した機能（自動ばく射制御，**AEC**：automatic exposure control）がある。場所による X 線の減衰の程度を知るために，位置決め画像を利用したり，直前の投影データを利用したりする。管電流の制御は，X 線管の角度の変化ごととか，体軸方向の位置ごととかで行われる。通常，撮影範囲の画像ノイズをどのくらいにしたいかという設定を行う（目標 SD 値を設定する）ことで，撮影時自動的に調整される。被ばく低減の目的とともに被検者の大きさによらず一定の画質を得たいという目的で使うことも多い。

　多列化でより精密な，しかも短時間での撮影ができるため，撮る枚数が増え被ばく低減が重要性を増しており，被ばく低減のさまざまな工夫がなされている。最近では，従来，CTの再構成としては計算時間が非常に長いということで採用されてこなかった**逐次近似再構成法（IR 法：iterative reconstruction**）を，ノイズ低減のプロセスにのみ採用して，線量を増大させることなく，画像ノイズを大幅に低減できる逐次近似応用再構成法が普及してきている。これにより線量を増加させずに同等の画質が得られ，被ばく低減に寄与している。また，コンピュータの高速化に伴い，再構成そのものを逐次近似再構成法で行う装置も出てきている。この装置ではさらなる被ばく低減が期待できる。しかし，まだルーチンで使えるほど計算速度は早くない。その他，乳房への被ばくを低減するため，乳房に近い角度での X 線の照射をある角度区間停止させて撮影できる装置もある。

　多列化はいままでにない被ばく増加要素もある。それは，コーン角度が広いため，ヘリカルスキャンを行うとき，**図 14.10** の上図のように撮影範囲以外にも従来よりも広く X 線が

演 習 問 題　　101

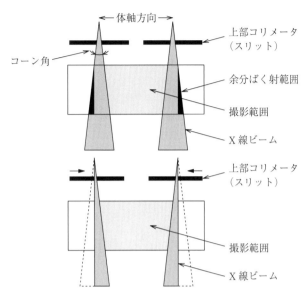

図 14.10　コーン角による被ばく増加の低減技術

照射される。これをなくすため，下図のようにヘリカルの開始時と終了時に上部コリメータを動かし，余分に当たる部分をなくし，被ばく増加要素を打ち消す工夫がなされている。

演 習 問 題

(14.1)　CTDI（computed tomography dose index）で正しいのはどれか。(58.18a)
1. スライス厚に比例する。
2. 管電流に比例する。
3. 管電圧に比例する。
4. 被写体厚に比例する
5. 画像ノイズに比例する。

(14.2)　X線CT装置で中心値CTDIが10 mGy，周辺値CTDIが15 mGyのとき，重み付けCTDI〔mGy〕で正しいのはどれか。(60.17a)
1. 11.0
2. 11.7
3. 12.5
4. 13.3
5. 14.0

(14.3)　X線CTの撮影で正しいのはどれか。(65.76p)
1. 管電圧が高くなるほど画像ノイズは低下する。
2. 管電流が大きくなるほど画像ノイズは増大する。

3. ピッチが大きくなるほど被ばく線量は増加する。
4. 管電流が大きくなるほど低コントラスト分解能は低下する。
5. スライス厚が厚くなるほど高コントラスト分解能は向上する。

(14.4) CT-AEC(automatic exposure control)で正しいのはどれか。
1. 肺尖部より肺野領域のほうが管電流は大きくなる。
2. 胸部撮影ではX線管が真横になる方向の管電流が小さくなる。
3. 位置決めスキャンにCT-AECは働かない。
4. 位置決めスキャンはCT-AECには必要ない。
5. 頭部撮影にはCT-AECは使われない。

15. 臨床アプリケーション

　ヘリカルスキャンが開発され，時間的に連続した画像が得られるようになり，動態が把握できるようになった。また，再構成が高速化し撮影している断面がリアルタイムにモニタできる技術もできた。さらに，マルチスライス CT の登場で，広範囲の高分解能なアイソトロピック画像が短時間のうちに収集できるようになった。これら技術を利用し，さまざまな臨床アプリケーション機能が開発されている。
　本章では，これら臨床アプリケーションについて説明する。

15.1　リアルタイム技術の応用

15.1.1　動態診断

　動きのある部位を時間的に連続して撮影することで，その部分がどのように動いているかが撮影できる。いままでは静止画しか撮れなかったものが，動画が撮れるということである。いままで見られなかった関節の動き，肺内腫瘍が胸壁についているかいないかの判断などの機能画像が見られる。マルチスライス CT になると，同時に 1 断面だけではなく複数断面の撮影ができるので，1 断面の動画でなく幅広いエリアでの 3 次元の動画が得られる。320 列 CT では 16 cm の範囲が同時に撮影できるので，嚥下時ののどの動きを 3 次元動画で撮影し診断に用いることができる。

15.1.2　リアルタイム表示

　ヘリカルスキャンで撮影時，撮影している断面画像がリアルタイムに出れば，動いてしまったとか，必要な領域は撮り終わったとかがリアルタイムにわかり，その時点で撮影を終了することができ，余分な被ばくを削減することができる。ただし，その画質は分解能も悪く，ヘリカルアーチファクトも強く，診断には使えない。診断用画像は別途再構成が並行して行われる。

15.1.3 CT 透 視

X線CTで生検をしたい断面をリアルタイム表示しながら，針生検を行うと，目的部位に向けて針が意図した経路で進んでいるか，正しく先端が目的部位に達したかなどがわかる。

15.1.4 ボーラストラッキング

造影剤を急速静注して，撮影部位の造影剤状況を時間を追って撮影するダイナミックCTを実施するときの造影剤量の最適化を行う方法の一つである。ある部位に関心領域（ROI：region of interest）を設定して，CT透視技術を用いその部分をモニタし，造影剤注入後，しきい値として設定したCT値を超えたとき，ある一定時間後に自動的にスキャンを開始するボーラストラッキング法がある。

従来からスキャン開始時間の最適化にはテストインジェクション法が使われている。これは事前にテストスキャンを行い，図15.1のような造影剤のタイムデンシティカーブを作成し，最適な時間を求め，本スキャンを行うものである。ボーラストラッキング法ではテストスキャンの必要がない。

▶▶▶応用・発展

造影剤のタイムデンシティカーブ：時間濃度曲線（**TDC：time density curve**）とは，図15.1に示すように，横軸を時間〔秒〕，縦軸にCT値をプロットしたグラフで，時間と造影剤の血中濃度を表す曲線である。注入手技上でTDCに影響を与える因子としては，注入時間〔秒〕，注入速度〔ml/秒〕，ヨード含有量〔mg〕があげられる。造影検査の最適化にはTDCを理解しておくことが重要である。

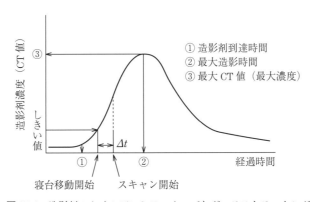

図 15.1　造影剤のタイムデンシティカーブとボーラストラッキング

15.2 高速 3 次元画像処理の応用

マルチスライス CT では，高精度な 3 次元画像が容易に得ることができるということから，いままでは他のモダリティでしかできなかった診断が CT でもできるようになった。それら臨床アプリケーションを以下に説明する。

15.2.1 CT 冠動脈撮影（CTCA：CT coronary angiography）

マルチスライス CT が出てきて X 線 CT でも心臓の診断をすることが可能になった。冠動脈の狭窄の診断では，従来の診断カテーテル検査を置き換えることができるのではないかと期待されている。X 線 CT では，心電計を被検者にセットして心電図波形を取り込み，その波形と同期して**心電図同期撮影**を行う。通常，心臓の動きの少ない時間帯を狙って X 線をばく射し，何度かのばく射で得られる投影データを統合して再構成している。これを心電同期スキャンという。撮影された画像に 3 次元画像処理を駆使して，冠動脈の狭窄の診断を行う。ボリュームレンダリング像だけでなく，血管に沿ったカーブド MPR や血管の断面を表示して狭窄の度合いを計測したりできる。

15.2.2 CT コロノグラフィ（CTC：CT colonography）

従来から内視鏡で大腸検査が行われているが，それを CT で行おうというものである。大腸をマルチスライス CT で撮影しフライスルー画像を作成すると，内視鏡のような画像となり，大腸ポリープなどを見つけられる。内視鏡による穿孔のリスクの軽減，内視鏡では管内がふさがれて先がわからない状態でも CT であればその先も撮影できること，大腸だけを取り出して展開したような画像も作れることから見落としも少なくなるなどの利点がある。しかし，処置はできないので，CTCA と同様診断目的での普及が期待されている。

15.2.3 パフュージョン CT（perfusion CT）

生体組織の血流（灌流）の状態を X 線 CT を用いて画像化するもので，血流の多少を色で表現して画像化するものである。従来から脳の血流を調べる XeCT（xenon CT）が行われているが，最近では造影剤を使い，より簡便に行われることが多い。以前は，いくつかの断面でしか灌流の状態がわからなかったが，マルチスライス CT で薄くて非常に多くの断面が同時に撮れるので，ボリュームとして灌流の状態を捉えることができるようになった。心筋など各種臓器への応用も研究されている。

15.3 その他のアプリケーション

デュアルエナジー CT（DECT：dual energy CT）　　生体組織の線減弱係数はX線のエネルギーによって変わり，その変化の仕方も違うため（図12.3），2種類のエネルギーで撮影しその変化の具合を見ることでその物質がなんであるかが推定できる。これを利用して，CT値の似通っている造影剤と石灰化を分離するなどの研究が進められ実用化しつつある。

X線エネルギーの違うデータを取るには，同じ部位を，管電圧を変えて二度撮る方法や，2管球CTで二つのX線管が違う管電圧で撮影する方法，ビューごとに管電圧を変えて撮影する方法などがある。

演 習 問 題

(15.1)　関係のない組合せはどれか。(54.22a)
1. ヘリカル CT ───────── スリップリング
2. 高分解能 CT ───────── 広い撮像視野
3. 電子ビーム CT ───────── 高速スキャン
4. マルチスライス CT ─── 複数のデータ収集システム
5. ダイナミック CT ───── 造影剤の急速静脈内注入

(15.2)　X線CT検査で誤っている組合せはどれか。(59.19a)
1. 心臓 CT ───────── 心電図同期収集
2. perfusion CT ───────── beam's eye view
3. CT用自動露出機構 ───── 被ばくの最適化
4. マルチスライス CT ───── コーン角を考慮した画像再構成
5. ボーラストラッキング ─── 時間濃度曲線

16. X線CTと比べた他の断層撮影装置の特徴

　画像診断装置は医療において欠くことのできないものである。1885年のレントゲンによるX線の発見以来，X線を用いた画像診断装置はさまざまな形での応用がなされてきた。中でもX線CTの登場により人体内部構造の情報が鮮明に得られるようになったことは，画像診断能力を飛躍的に向上させることになった。現在では，MRIやUSなどに代表されるような放射線を使わない画像診断装置もあり，その有用性はX線CTに勝るとも劣らない。現在の画像診断では最高の画像診断情報を得るために，それぞれの画像診断機器の特徴を踏まえたうえで検査計画がなされている。

　本章では，断層を撮影（撮像）することのできる装置について，X線CTと比べてどのような特徴があるのか説明する。

16.1 XR（一般断層撮影：x-ray tomography）

　通常のX線撮影では，解剖学的な構造がすべて重なり合って投影される重複像となることに対し，一般断層撮影は，目的とする断層面以外を"ぼかす"ことで画像情報を得ようとする撮影方法である。原理的には，図16.1に示すように1直線上にあるX線管，支点，フィルムの三つのうち，X線管とフィルムを移動させ，かつ三つの幾何学的関係が一定の比

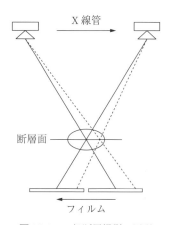

図16.1　一般断層撮影の原理

率である場合に像を形成することを利用したものである．X線CTやMRIの普及以前は，聴覚器，副鼻腔，胸部，胆囊などの検査において頻繁に行われていた（**図16.2**）．現在ではその適用はあまりないが，実物大に近い画像が得られることが特徴としてあげられる．

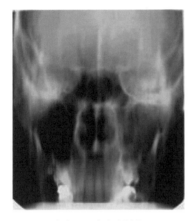 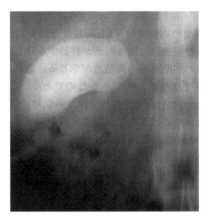

（a）副鼻腔造影像　　　　　　　　　（b）胆囊造影像

図16.2 一般断層撮影で撮影された副鼻腔と胆囊造影像

16.2　トモシンセシス

図16.1と原理は似ているが，**図16.3**に示すように，検出器は固定されており，検出器出力はデジタルである．検出器を中心にプラスマイナス数十度の角度からの投影データを再構成して，任意の高さの断層像を得るものである．再構成法はFBP（filtered back projection）やシフト加算法と呼ばれるもの，最近では逐次近似再構成法も使われている．乳房撮影や整形領域に使われ，特に乳房撮影にはよく使われており，**DBT**（digital breast tomosynthesis）と名づけられている．

従来の一般断層撮影装置では1回の撮影で1断面しかできないが，この方式では1回の撮

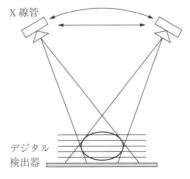

図16.3 トモシンセシスの原理

影で複数枚の断層像が得られる。被ばくは単純X線の数倍程度である。X線CTに比べ断層面での空間分解能は高いが、投影データ不足で密度分解能は低い。

16.3 MRI

MR装置（**MRI**：magnetic resonance imaging）はNMR現象を医学に利用したものである。人体を磁場の中に入れると、体内に多く存在する水素原子の陽子（プロトン）がある一定の電磁波（RFパルス）を与えることで共鳴現象を起こし、エネルギーを吸収して励起状態となる。そして、このRFパルスを切ると、今度は緩和（縦緩和、横緩和）を経て、吸収したエネルギーを放出する。この信号をコイルで検出し画像化したものである。MRIで撮像された画像を**図16.4**に示す。

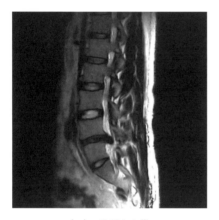
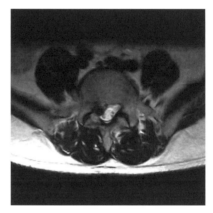

（a）サジタル像　　　　　　　　　（b）アキシャル像

図16.4 MRIで撮像された腰椎のサジタル像とアキシャル像

X線CTと比較して、特徴としてまずあげられるのは、放射線被ばくの問題がないことであろう。画像的な特徴としては、X線CTと比べて、基本断面がアキシャル像に限らず任意であることがあげられる。320列マルチスライスCTの出現により、厚さ16 cmほどの領域であればX線CTでもボリュームデータが収集できるようになった。しかし、一般的にはX線CTでは任意の断面を高分解能で表示することはできるが、それはあくまでも画像再構成後の話しで、撮影時にボリュームで撮れるということではなかった。また、コントラストをパルスシーケンスで制御しうることから、組織間コントラストが非常に高く、特に軟部組織ではX線CTを上回る診断能力を有し、形態診断に限らず、例えば血流の画像化など、ある程度の機能イメージングが通常の検査内でできる点で優れている。ただし、検査の対象者が閉所恐怖症であったり、体内に金属物（ペースメーカー）があったりして検査ができない場

110   16. X線CTと比べた他の断層撮影装置の特徴

合もある．また，撮影時間が長いとか，検査時の装置音が大きいのも問題である．

対応疾患の制限としては，緊急性の高い出血性疾患などでは時間分解能と病巣部検出能の点において，さらに，肺野，石灰化病変などの分野でもX線CTのほうが有用性は高いといえる．

16.4 US

US（ultrasound）は，圧電効果によって発生した2～30 MHzの高周波（超音波）を生体内に送信し，音響インピーダンスの異なる物質の境界面から反射してくるエコーの違いを捉えて画像化する診断装置である．

X線CTと比較して特徴としてあげられるのは，MRIと同様に放射線被ばくの問題がないこと，軟部組織（実質臓器）でのコントラストが得やすいことである．また，他の断層装置に比べ検査にかかる手間が少なく，簡単に生体内を観察でき，動きのある器官でもリアルタイムに画像情報が得られる利点を持っている．さらに，ドプラ法を用いることで血液の流速の違いや量の違いを捉えることができる（図16.5）．しかしながら，多くの利点を有する反面，気体や骨など音響インピーダンスが大きく違うところでは，その背後に超音波が有効に到達できないため検査部位が制限されてしまう．また，多重反射アーチファクト，音響陰影などの超音波特有のアーチファクトに注意が必要である．さらに，一度に検査できる視野が狭く，検査する人間の技術の差が，得られる診断情報の差となってしまうなど，課題も残されている．

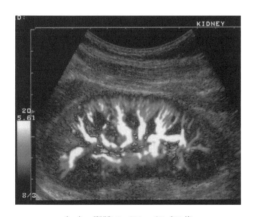
（a）腎臓のパワードプラ像

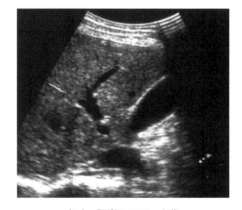
（b）胆嚢のBモード像

図16.5 USで撮像された腎臓のパワードプラ像と胆嚢のBモード像（データ提供：東芝メディカルシステムズ株式会社）

16.5 SPECT/PET

X線CTは人体を透過する放射線（X線）を用いるが，**SPECT**では，人体内に投与された放射性同位元素（RI）から放出される放射線（γ線）を捉え，体内のRIの分布を画像化する。投影データからの再構成はX線CTと原理的に同じ方法を用いることが一般的であり，投影データは放射線源の強さを線積分したものとなる。**PET**の場合，用いる放射性同位元素の種類が異なる。SPECTでは単光子放出核種を用いるが，PETでは陽電子放出核種を用いる。陽電子の消滅に伴い180°方向へ二つのフォトン（511 keV）が放出され，このフォトンを観測し，検出の同時性で位置同定を行っている。このため，優れた空間分解能と定量性に富んだ機能画像情報を得ることができる。

これら二つの断層撮像装置は核医学検査部門で用いられ，標識RIが特異的に集積することを利用しているため，病巣に対する検出感度が高い。また，器官全体の機能ばかりでなく，局所機能の判定ができる。特にPET検査では，他の装置では難しい全身にわたって機能を反映した腫瘍性病変の検索が可能である。このように，SPECT，PETは機能診断においては高い地位を占めている一方，形態診断画像という点では他のモダリティにその差を大きく開けられている。その大きな理由として，画像再構成計算に用いられるフォトン数があげられる。X線CTで検出されるフォトン数が10^{10}個程度であるのに対し，SPECT，PETは10^6個程度であり，空間分解能やS/NはX線CTの1桁下となることがわかる。そのため，ある程度S/Nの良い画像を撮像しようとすると，検査時間はかなり長いものとなる。最近では，形態的診断能を補うため，PETとX線CTを組み合わせた**PET/CT**装置が主流となり，融合画像による診断がなされている（**図16.6**）。胸腹部撮影では**呼吸同期撮影**を行い，PETとX線CTの画像位置ずれを最少化することも行われている。

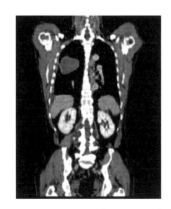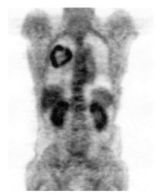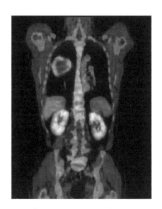

図16.6 PET/CTの画像（X線CT画像（左），PET画像（中央），PET/CTの融合画像（右））

112   16. X線CTと比べた他の断層撮影装置の特徴

以上のように各装置の特徴について述べてきたが，すべての診断情報を一つの装置だけで得ることは困難である．図16.7に示すように，同じ頭部でも得られる情報は装置によって大きく異なる．各装置の特性を十分に生かして最大の診断情報を得ることが診療放射線技師にとって求められることであり，それが患者の利益につながることを忘れないようにしたい．

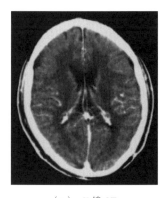 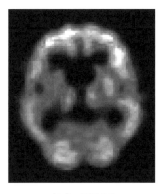 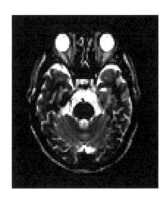

　　（a）　X線CT　　　　　　　（b）　SPECT　　　　　　　（c）　MRI

図 16.7　装置による頭部画像の違い

演 習 問 題

(16.1) 単純X線CTと比較したMRIの特徴で誤っているのはどれか．(53.23a)
1. 骨のアーチファクトがない画像が得られる．
2. 任意の断層面を撮像できる．
3. 軟部組織のコントラスト分解能が優れる．
4. 微小石灰化の検出能が優れる．
5. 血管の検出能が優れる．

(16.2) X線CTがMRIより優れた描出能を示すのはどれか．二つ選べ．(58.84p)
1. 石灰化
2. 靱帯損傷
3. 半月板損傷
4. 肺線維症
5. 下垂体腫瘍

引用・参考文献

1) 森　一生：画像工学：X線CT，未出版
2) 森　一生：超低線量X線CT画像のアーチファクト除去，国際医療福祉大学大学院博士論文（2004）
3) 爪谷富三，岡部哲夫編：放射線診断機器工学，医歯薬出版（1997）
4) 桂川茂彦編：医用画像情報学　改訂3版，診療放射線技術選書，南山堂（2014）
5) 飯沼一浩，片山　仁，竹原靖明，二村泰治監修：医用画像辞典，東芝メディカル（1999）
6) 日本放射線機器工業会編：医用画像システム実用ハンドブック，電子計測出版社（1992）
7) 片山　仁編：造影剤実践マニュアル，医科学出版社（1994）
8) 稲本一夫，別府慎太郎編：放射線画像技術学，医用放射線科学講座，医歯薬出版（1997）
9) 辻岡勝美：X線CT装置の機器工学（9）―線量評価―，日本放射線技術学会誌，58. 10. pp.1352〜1356（2002）
10) Shope T. B., Gagne R. M., and Johnson G. C.: A method for describing the doses delivered by transmission x-ray computed tomography, Med. Phys., **8**, 4, pp.488-495 (1981)
11) 木村和衛，古賀佑彦監修：ヘリカルスキャンの基礎と臨床，医療科学社（1993）
12) マハディバッバ・マヘシュ著，陣崎雅弘監訳：MDCTの基本パワーテキスト，メディカル・サイエンス・インターナショナル（2010）
13) 森　一生，山形　仁，町田好男編著：CTとMRI―その原理と装置技術―，コロナ社（2010）
14) 専門委員会X線CT装置性能評価検討班報告：X線CT装置性能評価に関する基準薬，日本放射線技術学会誌，**47**，1，pp.56-63（1991）
15) 日本放射線技術学会・ラセンCT性能評価班：ラセンCTの物理的な画像特性の評価と測定法に関する報告，日本放射線技術学会誌，**53**，11，pp.1714-1732（1997）
16) JIS Z 4752-3-5（2008）：医用画像部門における品質維持の評価及び日常試験方法―第3-5部：受入試験―医用X線CT装置
17) JIS Z 4752-2-6（2012）：医用画像部分における品質維持の評価及び日常試験方法―第2-6部：不変性試験―医用X線CT装置
18) JIS Z 4752-2-5（2021）：医用画像部門における品質維持の評価及び日常試験方法―第3-5部：不変性試験―X線CT装置
19) ICRP Publication 87（2000）：Managing Patient Dose in Computed Tomography

索　　引

【あ】

アキシャル像　　59
アーチファクト　　76

【い】

位相伝達関数　　68
イマトロン　　32
インバータ　　36
インバータ式高電圧発生装置
　　35

【う】

ウィンドウ処理　　26, 41
ウィンドウ幅　　26, 41
ウィンドウレベル　　26, 41
ウエッジフィルタ　　34

【え】

エアーキャリブレーション　　89
エミナンバー　　24

【お】

オパシティ　　60
オブリーク像　　59
折り返し現象　　65

【か】

開口径　　42
回転機構　　30
回転陽極　　33
拡大再構成　　28
荷重 CT 線量指標　　97
画素　　23
画像記憶装置　　31, 40
画像再構成装置　　30, 40
仮想内視鏡　　61
画像表示装置　　31, 40, 88
カッピングアーチファクト
　　79, 81
カーネル　　19
ガントリ　　1, 42
ガントリ部　　1, 31

【き】

機械的安全　　90
幾何学的要因　　64
キセノン（Xe）ガス　　38
逆投影　　3
逆投影法　　4
キャリブレーションスキャン
　　89

【く】

空間周波数　　15
空間分解能　　63, 66, 67
グレースケール表示　　23

【こ】

光学伝達関数　　68
高コントラスト分解能　　66
高電圧発生装置　　1, 30, 35, 42
高分解能 CT　　70
呼吸同期撮影　　111
固体検出器　　38
コリメータ　　39
コロナル像　　59
コーン角　　52
コンソール　　40
コンソール部　　1, 31
コントラスト分解能　　63, 66
コーンビーム X 線　　52
コーンビーム再構成法　　52
コンピュータシステム　　40
コンベンショナルスキャン
　　45, 94, 100
コンボリューション演算
　　15, 16
コンボリューション関数
　　15, 19
コンボリューション補正逆投影
　　19
コンボリューション
　補正逆投影法　　12, 13, 15

【さ】

再構成　　12

【さ】

最大値投影　　58, 61
サイノグラム　　6
サジタル像　　59
サーフェスレンダリング
　　58, 59
サンプリングピッチ
　　37, 39, 64

【し】

時間分解能　　63
しきい値処理　　59
始業点検　　90
シーケンス制御　　40
実効エネルギー　　78, 93
実効口径　　64
実効焦点　　34
実効焦点サイズ　　34, 63
実効スライス厚　　47
実焦点　　34
終業点検　　90
重畳演算　　15
信号対雑音比　　63, 72
信号用スリップリング　　30
寝　台　　1, 30, 41
シンチレータ　　36, 38
心電図同期撮影　　105
振幅伝達関数　　67

【す】

スキャン時間　　73
スキャンレート　　73
ステアステップアーチファクト
　　85
ストリークアーチファクト
　　81, 82, 83
ズーミング再構成　　28
スライス厚　　63, 68, 81, 94
スリット　　34, 53, 68
スリップリング　　46

【せ】

清　掃　　91
制動 X 線　　33, 77
性能の維持管理　　90

性能評価	87
線減弱係数	8, 12, 77, 81
線質硬化	78
線質調整フィルタ	34
線広がり関数	67
線量	93

【そ】

| 装置故障（異常）履歴 | 90 |
| 素子ピッチ | 39 |

【た】

対向ビーム補間法	47
ダイナミック CT	104
ダイナミックレンジ	39
タイムデンシティカーブ	104
畳み込み演算	15, 16
多断面再構成	58
多列検出器	21
単純逆投影法	12
単列検出器	21

【ち】

| 逐次近似再構成法 | 19, 100 |
| チルト | 42, 90 |

【て】

低コントラスト分解能	71
データ収集部	1, 30, 39
データ処理	40
データ補間	46
デュアルエナジー	106
電子ビーム CT	32
点広がり関数	66
電離箱型ガス入り検出器	37, 38
電力用スリップリング	30

【と】

投影データ	3, 5, 9, 63
投光器	42
動態診断	103
等方性イメージ	54
等方性ボクセル	54
特性 X 線	33, 77
トモシンセシス	108

【な】

| ナイキスト周波数 | 65 |

【に】

| 任意断面表示 | 58 |

【ね】

| 熱効率 | 34 |

【の】

| 濃度分解能 | 66, 70 |

【は】

パーシャルボリューム現象	69, 81, 94
バックプロジェクション法	4
ハーフスキャン	6, 21, 73

【ひ】

ピクセル	23, 27
ピクセルサイズ	28
ピッチファクタ	48
被ばく低減化技術	100
ビームトリマ	54, 68
ビームハードニング	78, 81
ビュー	21, 39
標準偏差	72
広がり関数	66

【ふ】

ファン角	6, 35
ファンビーム	20, 21, 35
フィルタ関数	15, 19
フィルタ補正逆投影法	12, 14, 19
風車アーチファクト	84
フォトンノイズ	72
部分体積効果	69
不変性試験	88
フライスルー	61
フルスキャン	21, 73

【へ】

| ヘリカルスキャン | 45, 100 |
| ヘリカルピッチ | 47 |

【ほ】

補間法	46
ボクセル	57
ボクセルデータ	57
ホトダイオード	36, 38
ボーラストラッキング	104
ボリュームレンダリング	58, 60

【ま】

前処理	22
マトリックスサイズ	27
マルチスライス CT	51

【み】

| ミニップ | 61 |

【め】

| メタルアーチファクト | 82 |

【も】

| モーションアーチファクト | 76 |

【よ】

| 陽極熱容量 | 34 |

【り】

リアルタイム表示	49, 103
離散的サンプリング	65
リファレンス検出器	42
量子雑音	72
リングアーチファクト	83

【れ】

レイ	21
レイサム	61
レーザーイメージャ	43

【数字】

180°補間法	46
2 管球マルチスライス CT	54
360°補間法	46
3 次元画像処理	57

【A】

| A/D 変換器 | 39 |

| AEC | 100 |
| Ambrose | 2 |

【C】

| CBP | 15 |

Cormack	2	HU	24
CTCA	105		
CTDI	88, 95	**【I】**	
$CTDI_{100}$	96	IR法	100
$CTDI_{FDA}$	97		
$CTDI_{VOL}$	98	**【L】**	
$CTDI_W$	97	LSF	67
CTコロノグラフィ	105		
CT線量指標	88, 95	**【M】**	
CT値	24, 26, 27, 71, 89	MinIP	61
CT透視	104	MIP	58, 61
		MPR	58
【D】		MRI	109
DAS	30, 39, 42	MR装置	109
DBT	108	MSAD	98
DECT	106	MTF	68
DLP	99		
		【N】	
【E】		N-R方式	32
EMI値	24		
		【O】	
【F】		OLP	33
FBP	19		
FCD	36, 100	**【P】**	
Feldkamp法	52	PET	1, 111
FOV	27	PET/CT	111
		PSF	66
【H】			
Hounsfield	2		

【R】			
Radonの定理	2		
R-R方式	31		
【S】			
SD値	73		
S/N	63, 72, 83		
SPECT	1, 111		
S-R方式	31		
【T】			
TDC	104		
T-R方式	31		
【U】			
US	110		
【V】			
VE	61		
VR	60		
【X】			
XeCT	105		
X線管	1, 30, 33, 42		
X線管冷却装置	30, 33		
X線検出器	1, 30, 36		
X線光学系	30, 34		

―― 著者略歴 ――

佐々木　博（ささき　ひろし）
1965 年　東北大学工学部電子工学科卒業
1968 年　東北大学大学院修士課程修了（電気通信工学専攻）
1971 年　東北大学大学院博士課程修了（電気通信工学専攻），工学博士
1971 年　東北大学助手
1980 年　東北大学助教授
1981 年　株式会社東芝入社
1990 年　株式会社東芝医用機器事業部医用機器技術研究所所長
1993 年　株式会社東芝医用機器事業部技師長
1995 年　株式会社東芝医用機器事業部統括技師長
1997 年　株式会社東芝首席技監
1999 年　株式会社東芝医用システム社首席技監
2002 年　国際医療福祉大学教授
2017 年　国際医療福祉大学名誉教授

勝俣　健一郎（かつまた　けんいちろう）
1973 年　京都大学工学部電気工学科卒業
1973 年　東京芝浦電気株式会社入社
1996 年　株式会社東芝医用機器事業部 CT 事業部部長
2000 年　株式会社東芝医用機器事業部営業統括責任者
2003 年　東芝メディカルシステムズ株式会社取締役上席常務
2004 年　東芝住電医療情報システムズ株式会社取締役（兼務）
2005 年　株式会社イーメディカル・ソリューションズ取締役（兼務）
2008 年　東芝メディカルシステムズ株式会社取締役専務
2009 年　国際医療福祉大学教授
2021 年　国際医療福祉大学退職

小池　貴久（こいけ　たかひさ）
1994 年　駒澤短期大学放射線科卒業
1994 年　財団法人心臓血管研究所付属病院放射線部（診療放射線技師）
1998 年　東京理科大学工学部第Ⅱ部電気工学科卒業
2000 年　東京理科大学大学院修士課程修了（電気工学専攻）
2000 年　国際医療福祉大学助手
2004 年　国際医療福祉大学講師
2011 年　東京理科大学大学院博士後期課程単位修得退学（物理学専攻）
2011 年　博士（理学）（東京理科大学）
2013 年　杏林大学准教授
2021 年　杏林大学教授
　　　　 現在に至る

診療放射線技師を目指す学生のための 医用 X 線 CT 工学
The Basics of Medical X-ray Computed Tomography Engineering for Students Aiming to Become Radiological Technologists
Ⓒ Hiroshi Sasaki, Takahisa Koike, Kenichiro Katsumata　2015

2015 年 2 月 27 日　初版第 1 刷発行　　　　　　　　　　　　　　　　　　　　★
2022 年 10 月 10 日　初版第 2 刷発行

検印省略	著　者	佐　々　木　　　　博
		小　池　　貴　　久
		勝　俣　健　一　郎
	発 行 者	株式会社　コ ロ ナ 社
	代 表 者	牛　来　真　也
	印 刷 所	新 日 本 印 刷 株 式 会 社
	製 本 所	有限会社　愛　千　製　本　所

112-0011　東京都文京区千石 4-46-10
発 行 所　株式会社　コ ロ ナ 社
CORONA PUBLISHING CO., LTD.
Tokyo Japan
振替 00140-8-14844・電話 (03) 3941-3131 (代)
ホームページ　https://www.coronasha.co.jp

ISBN 978-4-339-07240-2　C3047　Printed in Japan　　　　　　　　（大井）

〈出版者著作権管理機構　委託出版物〉
本書の無断複製は著作権法上での例外を除き禁じられています。複製される場合は，そのつど事前に，出版者著作権管理機構（電話 03-5244-5088，FAX 03-5244-5089，e-mail: info@jcopy.or.jp）の許諾を得てください。

本書のコピー，スキャン，デジタル化等の無断複製・転載は著作権法上での例外を除き禁じられています。購入者以外の第三者による本書の電子データ化及び電子書籍化は，いかなる場合も認めていません。
落丁・乱丁はお取替えいたします。

技術英語・学術論文書き方, プレゼンテーション関連書籍

プレゼン基本の基本 －心理学者が提案するプレゼンリテラシー－
下野孝一・吉田竜彦 共著／A5／128頁／本体1,800円／並製

まちがいだらけの文書から卒業しよう －基本はここだ！－ 工学系卒論の書き方
別府俊幸・渡辺賢治 共著／A5／200頁／本体2,600円／並製

理工系の技術文書作成ガイド
白井　宏 著／A5／136頁／本体1,700円／並製

ネイティブスピーカーも納得する技術英語表現
福岡俊道・Matthew Rooks 共著／A5／240頁／本体3,100円／並製

科学英語の書き方とプレゼンテーション（増補）
日本機械学会 編／石田幸男 編著／A5／208頁／本体2,300円／並製

続 科学英語の書き方とプレゼンテーション －スライド・スピーチ・メールの実際－
日本機械学会 編／石田幸男 編著／A5／176頁／本体2,200円／並製

マスターしておきたい 技術英語の基本－決定版－
Richard Cowell・佘　錦華 共著／A5／220頁／本体2,500円／並製

いざ国際舞台へ！ 理工系英語論文と口頭発表の実際
富山真知子・富山　健 共著／A5／176頁／本体2,200円／並製

科学技術英語論文の徹底添削 －ライティングレベルに対応した添削指導－
絹川麻理・塚本真也 共著／A5／200頁／本体2,400円／並製

技術レポート作成と発表の基礎技法（改訂版）
野中謙一郎・渡邉力夫・島野健仁郎・京相雅樹・白木尚人 共著
A5／166頁／本体2,000円／並製

知的な科学・技術文章の書き方 －実験リポート作成から学術論文構築まで－
中島利勝・塚本真也 共著
A5／244頁／本体1,900円／並製
日本工学教育協会賞（著作賞）受賞

知的な科学・技術文章の徹底演習
塚本真也 著　工学教育賞（日本工学教育協会）受賞
A5／206頁／本体1,800円／並製

定価は本体価格＋税です。
定価は変更されることがありますのでご了承下さい。

図書目録進呈◆

ＭＥ教科書シリーズ

（各巻B5判，欠番は品切または未発行です）

- ■日本生体医工学会編
- ■編纂委員長　佐藤俊輔
- ■編纂委員　稲田　紘・金井　寛・神谷　瞭・北畠　顕・楠岡英雄
  戸川達男・鳥脇純一郎・野瀬善明・半田康延

	配本順			頁	本体
A-1	（2回）	生体用センサと計測装置	山越・戸川共著	256	4000円
B-1	（3回）	心臓力学とエナジェティクス	菅・高木・後藤・砂川編著	216	3500円
B-2	（4回）	呼吸と代謝	小野功一著	134	2300円
B-4	（11回）	身体運動のバイオメカニクス	石田・廣川・宮崎共著 阿江・林	218	3400円
B-5	（12回）	心不全のバイオメカニクス	北畠・堀編著	184	2900円
B-6	（13回）	生体細胞・組織のリモデリングのバイオメカニクス	林・安達・宮崎共著	210	3500円
B-7	（14回）	血液のレオロジーと血流	菅原・前田共著	150	2500円
B-8	（20回）	循環系のバイオメカニクス	神谷　瞭編著	204	3500円
C-3	（18回）	生体リズムとゆらぎ ―モデルが明らかにするもの―	中尾・山本共著	180	3000円
D-1	（6回）	核医学イメージング	楠岡・西村監修 藤林・田口・天野共著	182	2800円
D-2	（8回）	X線イメージング	飯沼・舘野編著	244	3800円
D-3	（9回）	超音波	千原國宏著	174	2700円
D-4	（19回）	画像情報処理（Ⅰ） ―解析・認識編―	鳥脇純一郎編著 長谷川・清水・平野共著	150	2600円
D-5	（22回）	画像情報処理（Ⅱ） ―表示・グラフィックス編―	鳥脇純一郎編著 平野・森共著	160	3000円
E-1	（1回）	バイオマテリアル	中林・石原・岩崎共著	192	2900円
E-3	（15回）	人工臓器（Ⅱ） ―代謝系人工臓器―	酒井清孝編著	200	3200円
F-2	（21回）	臨床工学（CE）と ME機器・システムの安全	渡辺敏編著	240	3900円

定価は本体価格+税です。
定価は変更されることがありますのでご了承下さい。

図書目録進呈◆